青春文庫

マッキンゼーで学んだ最高に効率のいい働き方

大嶋祥誉

青春出版社

はじめに
——どんなときでも自分の力を最大限に発揮できる人の共通点

「最高に効率のいい働き方」と聞いて、みなさんはどのようなイメージを思い浮かべますか？　デジタルトランスフォーメーション（DX）によって改善された業務フロー、最適化されたオフィス環境での生産性の高いワークスタイル、働く場所・時間に制約されない自由度の高い働き方……各々が思い描く効率のいい働き方があると思います。でも「ちょっと待って」と、私は言いたいのです。

何よりもまず、仕事の基本となる〝心のスキル〟こそが一番大事なのでは？　忙しいのにムチャぶりばかりされてイライラしてしまう、思い通りに仕事がはかどらずに気持ちばかりが焦る、人間関係がしっくりいかない……こうした悩みを抱えている人は少なくありません。

とくにこのコロナ禍で、仕事環境が一変。テレワークやオンライン業務に急に移行したことで、仕事先との連携がうまく図れず、社内コミュニケーションも不足して、一人で仕事を抱えてしまい、感情を乱しやすくなっている状況があります。

どんなに優れたスキルを身につけても、どんなにビジネス環境を整えても、感情が乱れていたら、決して良い成果は出せません。身体能力に優れ、高度なテクニックを身につけているスポーツ選手でも、感情が乱れていたら試合で良いパフォーマンスを発揮できないのと同じです。

ビジネススキルを身につけ、環境を整えるよりも前に、まずはあらゆる仕事をする上で基盤となる心のスキルを身につけること。つまり、自分自身の感情をコントロールし、どんな状況でもやるべき仕事に集中できる人になることで、結果的にスキルも格段にアップさせることができます。感情整理がうまい人ほど、抜群の成果を出し続けている。まさに「最高に効率のいい働き方」をしているのです。

感情とパフォーマンスは不即不離の関係である――。

そのことを痛感したのが、かつて所属していた米国系コンサルティングファーム、マッキンゼー・アンド・カンパニーでの経験です。当時の優秀な先輩たちは、みな感情が安定し、集中を切らさない。誰もが感情コントロールの達人だったのです。

一方、当時の私は大きな仕事を抱えるたびに不安や焦りを感じ、仕事が手につかなかったり、余計なことにエネルギーを使ってしまったりして、思うような成果を上げられない。それがさらなる不安と焦りを生むという悪循環に陥っていました。

「思い悩んでも、どうすることもできない問題がある。そんなことにエネルギーを使うより、まず自分ができることにエネルギーを注いだら?」

先輩からのアドバイスが大きなヒントになりました。彼らの仕事の仕方はじつにシンプルです。やるべきことに最大限の労力と時間を注ぎ、やらなくてもいいこと、やっても無駄なことにはエネルギーを使わない。仕事の中で湧き起こる喜怒哀楽や好き嫌いといった感情すらも、上手に仕分けし、成果につなげていたのです。

本書は、私が経営コンサルティングファームで学んだ問題解決のフレームワークを応用して、感情コントロールの技法として新たに提示するものです。

どんな状況でも感情に流されることなく自分をコントロールし、自分の能力を最大限に発揮できる人こそ、最強のビジネスパーソンです。生まれつきの性格や能力にかかわらず、ロジカルな問題解決の手法とノウハウを学ぶことで「最高に効率のいい働き方」を手に入れられる——。本書では、その方法を紹介していきます。

マッキンゼーで学んだ　最高に効率のいい働き方　目次

Part 1 最高に効率的な働き方をするための基本習慣
スキルやテクニックよりもはるかに重要！

Part 2 仕事の効率を下げている真の原因を知る

気づかないうちに労力・時間を浪費していた！

11 思考をクリアにするロジカルシンキングの基本 88

Part 4 ネガティブ感情も仕事の成果につなげる実践テクニック

自分の本当の生かし方が見えてくる!

Part 5
組織・チームとして最高に効率的な働き方
〝関係〟が変わればパフォーマンスも上がる！

Part 6 エネルギーの消耗を防ぐ心と体の習慣

とっさのトラブルもこれで乗り越えられる！

編集協力／本間大樹
図表作成・DTP／エヌケイクルー

Part 1

スキルやテクニックよりもはるかに重要!

最高に効率的な働き方をするための基本習慣

Part1 1

優秀なビジネスパーソンほど〇〇〇で仕事に臨む

今、ビジネスパーソンに最も求められている能力は何だと思いますか？　それは「感情コントロール力」です。私たちは日常、さまざまな感情が湧き起こります。感情に振り回される人と上手にコントロールする人では、同じ仕事でも処理するのに時間がかかり、仕事の効率やパフォーマンス、成果にも大きな差が生じます。

誰でもイライラしたり不安になって、思うように仕事が手につかないということがあるでしょう。どんなに能力があり、スキルを持っている人物でも、感情が乱れていてはパフォーマンスを十分に発揮することができません。

余計な感情は物事を複雑にします。たとえば嫌いな上司の言葉は、いちいち心に引っかかります。普段ならすぐにこなせる仕事もなかなか集中できず、時間がかかったり出来が悪くなったりして、結果的にとても効率が悪くなってしまうのです。

感情が不安定だとコミュニケーションも難しくなります。それによって人間関係がギクシャクしたり、もめたりして、思うように仕事が進みません。感情が乱れがちな人は何かにつけて滞《とどこお》り、ためらい、逡巡《しゅんじゅん》します。時間と労力を使う割に仕事が遅く、質も悪い。結果として評価が下がるのです。

■マッキンゼーで出会った一流ビジネスパーソンの共通点

一流のビジネスパーソンほど、エネルギーを一つのことに集中して使うことが大きな成果につながることをよく知っています。限られたエネルギーを効率よく仕事に向けることがパフォーマンスを上げる一番の方法であることを熟知しているのです。そして、その妨げの最大の要因が感情に振り回されることだと理解しています。

私が以前勤めていたコンサルティングファーム、マッキンゼー・アンド・カンパニーでは、優秀なビジネスパーソンにたくさん出会うことができました。みな例外なく感情コントロールの達人だったと言えます。

どんなに多忙であっても、焦ったりイライラすることなく、目標に向かって最短距離で結果を出していく。それを最優先にするので、日常で派生する些末《さまつ》な感情にこだわることはありません。その徹底ぶりは見事だったと思います。

ただし、彼らは感情を抑圧するのではありません。むしろ喜怒哀楽を素直に表現します。とても自然体でバランスがいいのです。冷静でありながら人間味にも溢れている。つまり魅力的な人物なのです。周囲の人望も厚く、良好な人間関係を築くことができる。それによってさらに仕事がしやすい環境が生まれていく。これこそが成功へ向かう「正のスパイラル」です。

逆に仕事のできない人物に限って、些末なことに心を奪われ、そのたびに感情を乱しがちです。その結果、仕事のパフォーマンスも人間関係も悪くなる。まさに「負のスパイラル」に落ち込んでいくのです。

■頭の良さやスキル以上に感情コントロールが重要な理由

感情コントロールは自己コントロールとほぼ同義と考えられます。米国のある研究では、大学生の成績と30を超える性格特性との関係を分析したところ、学生の成

感情コントロールが「正のスパイラル」を生む

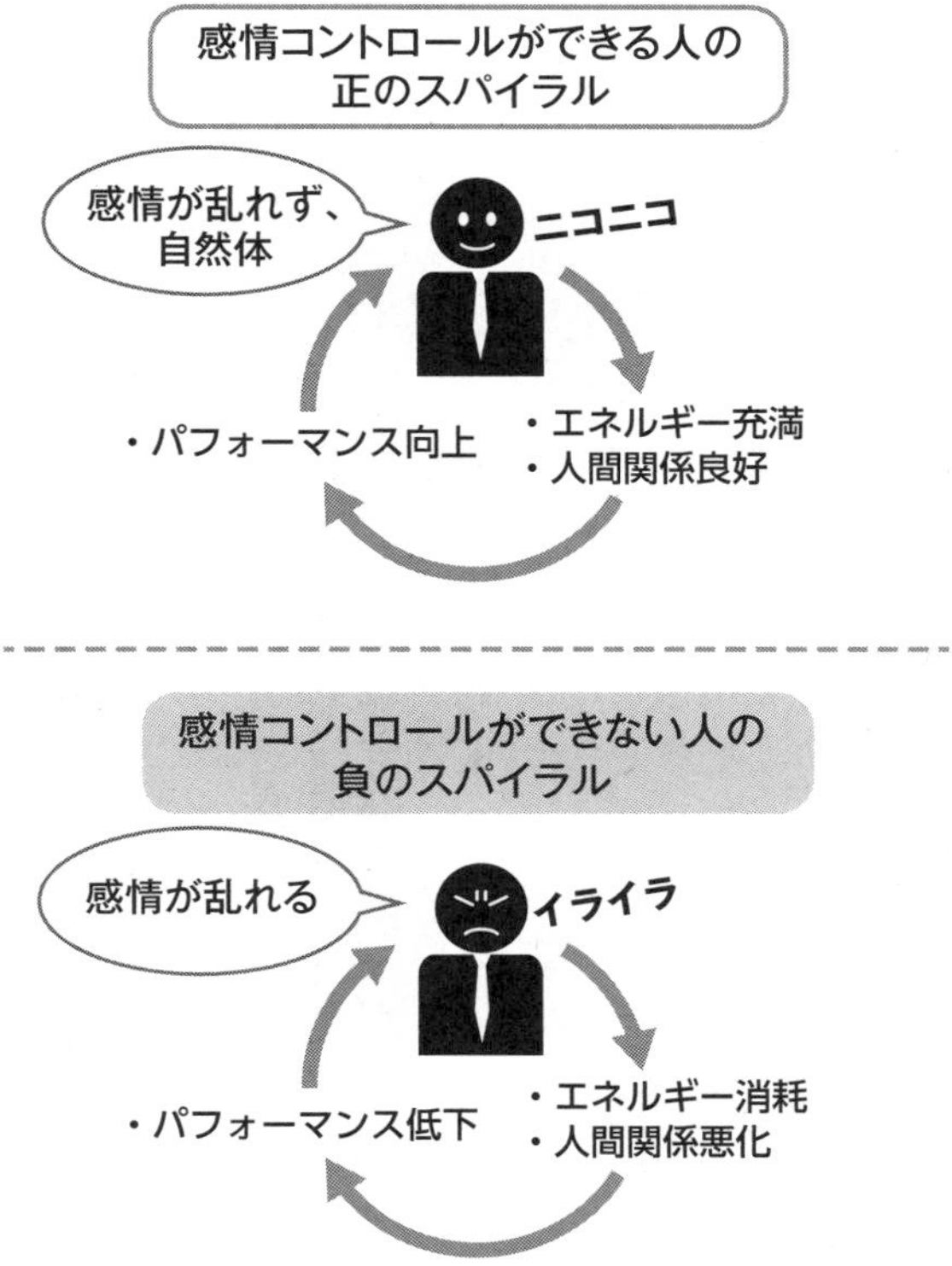
感情コントロールができる人の
正のスパイラル
感情が乱れず、
自然体
ニコニコ
・エネルギー充満
・人間関係良好
・パフォーマンス向上
感情コントロールができない人の
負のスパイラル
感情が乱れる
イライラ
・エネルギー消耗
・人間関係悪化
・パフォーマンス低下

感情コントロールができると
人生を成功に導く「正のスパイラル」が生まれる

感情コントロール力＝自己コントロール力ですべてがうまく回り出す！

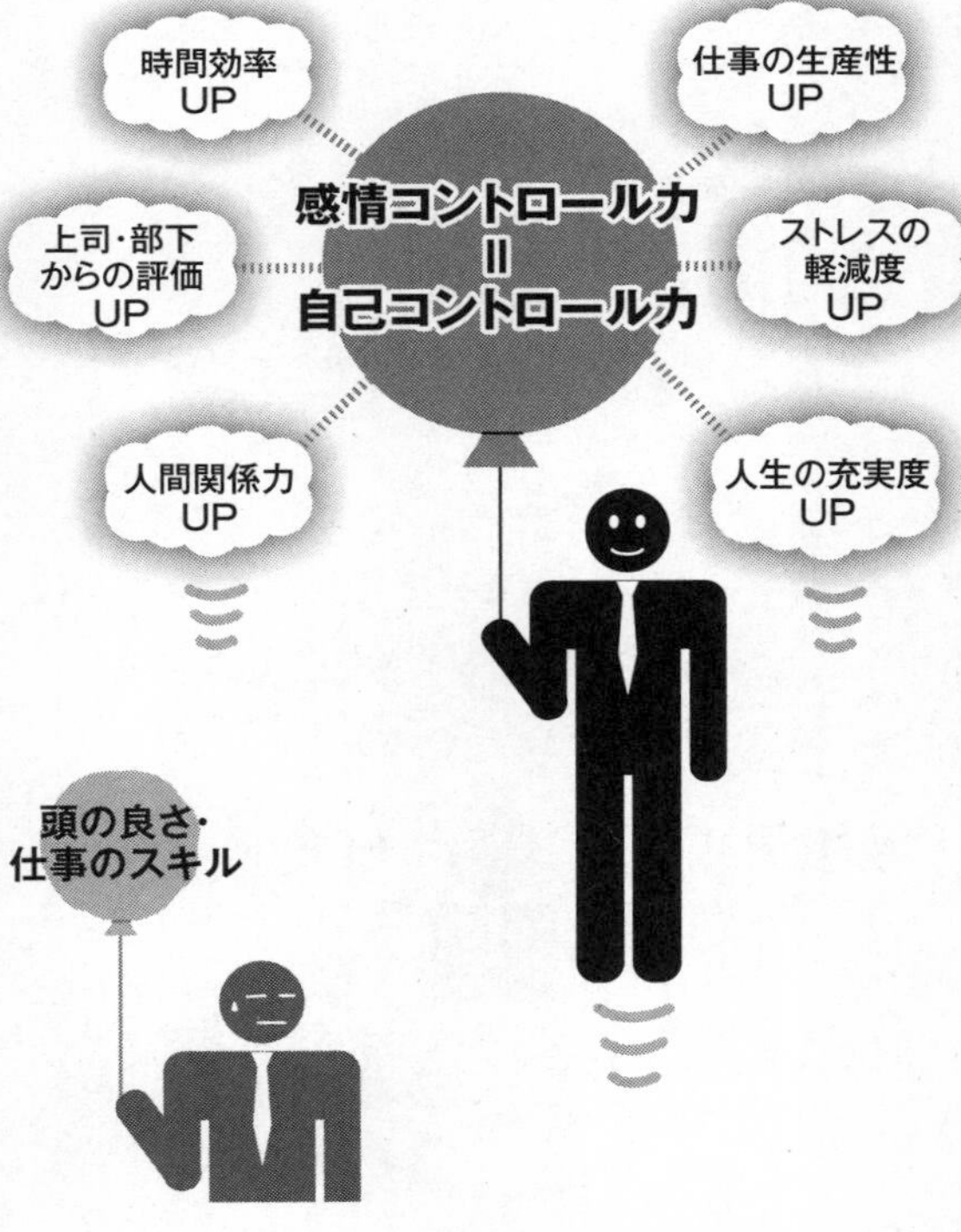

感情コントロール力＝自己コントロール力は
あらゆる能力の向上に直結する

績に関連する特性は**「自己コントロール力」だけ**だということが示されました。

自己コントロール力は、学生のその後の成績を予測する方法として、IQやSAT（米国の大学進学適性試験）のスコアよりも優れていたそうです。

ビジネスパーソンを調べた別の研究では、自己コントロール力のスコアが高い上司は部下からも同僚からも好意的に評価されていることが分かりました。そういう人物は感情も安定していて腹を立てることが少なく、他人に対して攻撃的になったりすることが少ないという結果も出ました。

頭の良さや仕事の能力以上に、自己、すなわち感情をコントロールできる人が社会的にも成功する。これらの研究からも、そのように言うことができます。

良い人間関係をつくり、仕事で成果を上げ、幸せな人生を送るために一番に必要なこと。それは感情コントロールなのです。

Point
仕事の能力よりも自己コントロール力が
仕事の効率・成果を左右する

Part1

2 人間関係で無駄なエネルギーを浪費しないコツ

じつは私自身、以前は感情コントロールがうまくできず、仕事が手につかなかったり、上司とギクシャクしてパフォーマンスが上がらないということが多々ありました。

以前の職場にいた上司は、部下の仕事の仕方にやたら細かくダメ出しをし、頭ごなしに否定する人物でした。当時の私はそんな上司の攻撃に遭うと、ただオロオロ。何とか上司の機嫌を取りなそうと焦り、過剰反応していました。それはかえって上司の思うツボで、さらに怒りと攻撃が増すという悪循環。そんな上司に対して恐れと同時に怒りや嫌悪感を抱いていました。

それは上司に振り回されていると同時に、自分の感情に振り回されている状態だったと思います。そんな自分にも嫌気がさして、自己嫌悪。

結局、あるきっかけで、私はその悪循環を断ち切り、上司と心理的に距離を置くことで、冷静になることができました。上司が突っかかってきても、「あぁ、またいつもの上司のクセが出たな」と考え、適当に合わせながらスルーする。すると上司のほうも冷静になり、これまでのようにカサにかかって攻撃することもなくなりました。

それどころか、感情的にならずに上司と向き合えるようになると、相手の意外な能力や長所に気がつくようになりました。むしろ適切な距離感を保っている分、仕事がしやすい相手に変わったのです。正直、この変化には私自身が驚きました。

嫌な人こそ、じつは人生を大きく変える重要人物の可能性が高い——。そのときの体験が、私に一つの気づきを与えてくれたのです。

■嫌な人とでもいい仕事ができる距離感とは

これは後で詳しくお話ししますが、私たちが相手に対してネガティブな感情を抱く場合、自分の心の中の偏りや思い込みが大きく関係していることが分かっています。つまり、相手に原因があるというより、自分のほうに原因があるということ。

その証拠に、同じ状況を体験したり、同じ人と向き合っても、人それぞれに抱く感情が違うのです。ある人にとっては怒りの対象になる出来事が、ある人にとっては好ましいと認識される。**感情は客観的な事実によってのみつくられるのではなく、自分の主観、心の偏りや思い込みなどが大きく関係している**のです。

感情にまかせて、相手を拒絶したり否定したりしているうちは、自分の中の偏りや思い込みに気づくことも、正すこともできません。それらを自覚し、意識化すること。そして自分の考え方や行動を修正することで、その偏りや思い込みを正すことができます。

私自身、苦手だった上司と親しくなるとまではいかずとも、新たな関係にシフトすることができました。自分自身が変化することで、上司の嫌な部分だけでなく、長所も認めることができるようになったのです。不思議なことに、そういう関係になると、一転、仕事をする上でお互いが協力し、補完し合う、前向きな関係に変化したのです。

この体験は、嫌な人とでもいい仕事ができる、という大きな自信になりました。

そして自分自身、大きく成長することができたと思っています。

■まずは自分の感情を素直に認めることから

誤解されがちですが、感情コントロールは、感情を抑圧することではありません。感情を殺すのではなく、むしろ感情を上手に生かし、豊かな感情生活を送ることです。

怒りや悲しみ、恨みや妬《ねた》みなどのマイナス感情を、いけないものだとして抑圧すると、それは無意識の中に逃げ込み、さまざまな悪さをするようになります。

Part4でも詳しく触れますが、**まず自分の中の感情を素直に認めることが大事。**

「ああ、今、自分は怒っているな」「今、自分は悲しんでいるな」「嫉妬しているな」……など、言葉で自分の気持ちをしっかり感じ、認識してやるのです。

感情を無理に取り繕《つくろ》おうとすると、エネルギーを浪費してしまう――。米国でそのことを証明した実験結果があります。被験者たちを3つのグループに分けて、

感情の乱れはエネルギーを消耗させる

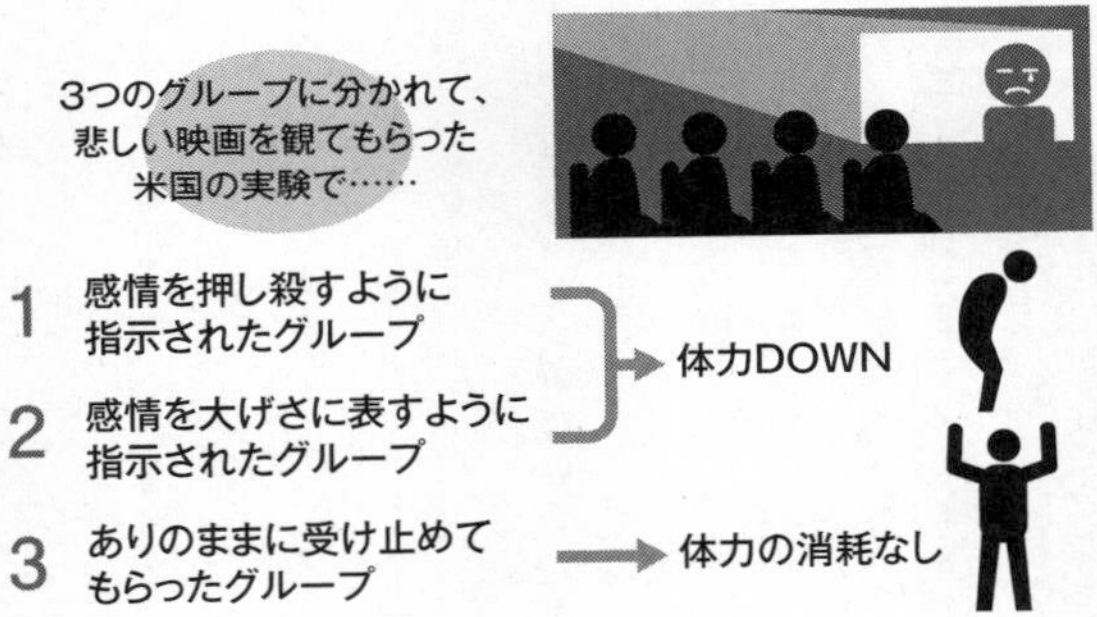
3つのグループに分かれて、
悲しい映画を観てもらった
米国の実験で……
1 感情を押し殺すように指示されたグループ
2 感情を大げさに表すように指示されたグループ
体力DOWN
3 ありのままに受け止めてもらったグループ
体力の消耗なし

感情の乱れはエネルギーを奪う。
感情コントロールができると、
無駄にエネルギーを浪費しなくなる

同じ悲しい映画を観てもらった実験です。

3つのグループとは、

1. どんなに悲しくても感情を表に出さないように指示されたグループ
2. 大げさに感情を表に出すように指示されたグループ
3. 何も指示されず、普通に見るように伝えられたグループ

の3つです。それぞれのグループは、映画の前と後で体力測定を受けたのですが、1と2のグループは、いずれも鑑賞後に体力が落ちたのに対

し、3の普通に見たグループは、前後で変化がなかったのです。

ここからも分かるように、感情をありのまま素直に受け止めることで、心理的な葛藤を避けることができ、エネルギーも浪費しないですみます。逆に感情を取り繕えば、葛藤が生じ、その結果としてエネルギーを奪うのです。

感情を無理に抑圧したり過大に受け止めること、言いかえると、感情を取り繕うことは、決して感情コントロールではないのです。

むしろ**感情コントロールは感情を活用することです。それによってエネルギーの浪費を防ぎ、本来の目標のためにエネルギーを向けることができる。**

感情を上手に表現できることこそ、感情コントロールの真髄だと言えるでしょう。

Point

自分の感情を上手に活用することで
仕事の効率を最大限に高められる

Part1

3 この問題解決スキルがすべてを好転させる

感情コントロール力は仕事の効率や成果に大きな影響を及ぼしますが、みなさんはこれを持って生まれた性格によるものだと諦《あきら》めていませんか？　それは大いなる誤解です。感情コントロール力は誰もが身につけられるテクニカルな「技」です。

先ほどもお話ししたように、私自身、かつては感情に振り回されがちな人間でした。しかし感情コントロールの技法を身につけることで、大きく変わることができたと思っています。

じつは、感情コントロールはマッキンゼーで学んだ問題解決のスキルとよく似ています。詳細はPart3でも触れますが、マッキンゼーの問題解決の手順は、そのまま感情コントロールに当てはまるのです。

まず問題解決の手順は以下の通りです。

1. 真の問題を見極める
↓
2. 問題の構造を把握する
↓
3. 仮説を立てて検証する
↓
4. 解決策を導き出す

この4つが問題解決の基本的なプロセスです。これを感情コントロールに当てはめると、

1. 感情を意識化し、冷静に受け止める
↓
2. 感情が湧き起こった問題の構造を把握する

3. どうしたらその問題が解決されるのかを仮説を立てて検証する
↓
4. 解決策を導き出す

となります。

まず大事なことは、湧き起こっている感情をしっかり感じ、認識すること。たとえネガティブな感情であっても、受け止めることが大切です（1. 意識化）。

その後、その感情がなぜ起きたか、真の問題を検証します。たとえば上司に企画書の出来が悪くて注意され、フツフツと怒りが湧いてきたとしましょう。怒りが湧いた真の原因は何だったかを冷静に振り返ってみる。すると、上司からの評価が下がるのでは、という不安感や、上司に自分の努力を知ってほしいという承認欲求、自分の同僚ばかり評価されているという嫉妬の感情などが背景にあり、それらの存在をそのまま認めたくないがゆえに「怒り」という感情に転化したのかもしれない。そんな構造が浮かび上がってきます（2. 構造の把握）。

感情コントロール力とは問題解決力だ！

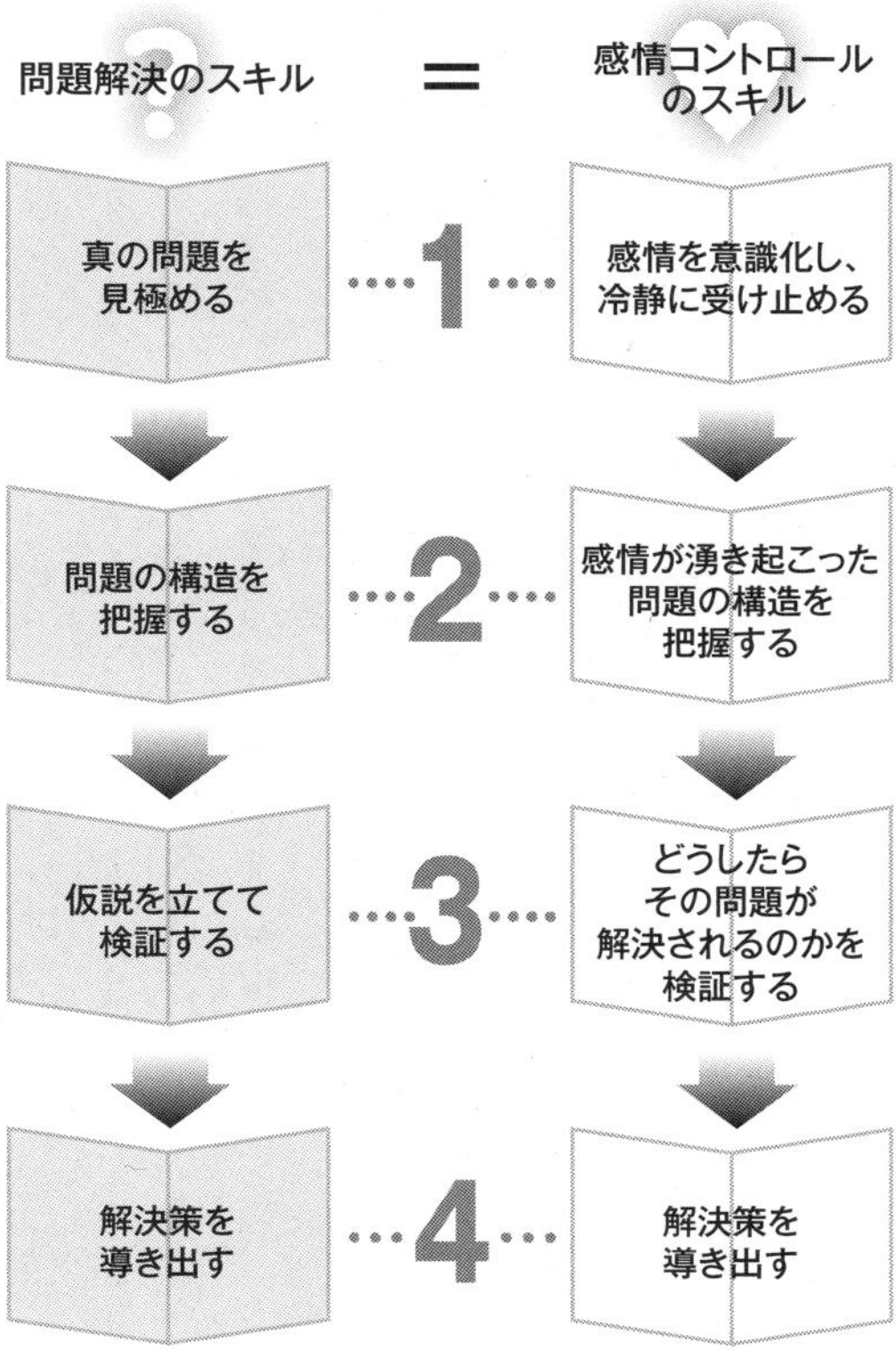
問題解決のスキル
＝
感情コントロールのスキル
真の問題を見極める
1
感情を意識化し、冷静に受け止める
問題の構造を把握する
2
感情が湧き起こった問題の構造を把握する
仮説を立てて検証する
3
どうしたらその問題が解決されるのかを検証する
解決策を導き出す
4
解決策を導き出す

まずは湧き起こっている感情を
しっかり意識化することがポイントになる

その上で、自分はもしかすると努力をもっと認めてほしいという承認欲求が強いのでは、と仮説を立ててみる。もし、上司が成果だけでなく過程を評価してくれたらどう感じるか？　自分なりにシミュレーションしてみましょう（**3．仮説の検証**）。

上司が過程を評価し、努力を認めてもらうことが、自分にとって何より重要なのであれば、問題解決策は自分の怒りの感情を爆発させることではない、と分かります。

たとえば、自分の企画書作成の過程を紙に箇条書きにし、この作業のどこに問題があったのかを上司に相談してみる。すると、あなたのこれまでの仕事の流れを理解してもらえると同時に、積極的に改善しようとしているあなたの態度を評価してくれるかもしれません。それがあなたの承認欲求を、満足させることにもつながっていきます（**4．解決策を導き出す**）。

■〝見える化〟することで解決可能な「課題」に変わる

要は、感情を何かモヤモヤした捉《とら》えどころのないものとして扱うのではなく、解

感情はロジカルな問題に変換する

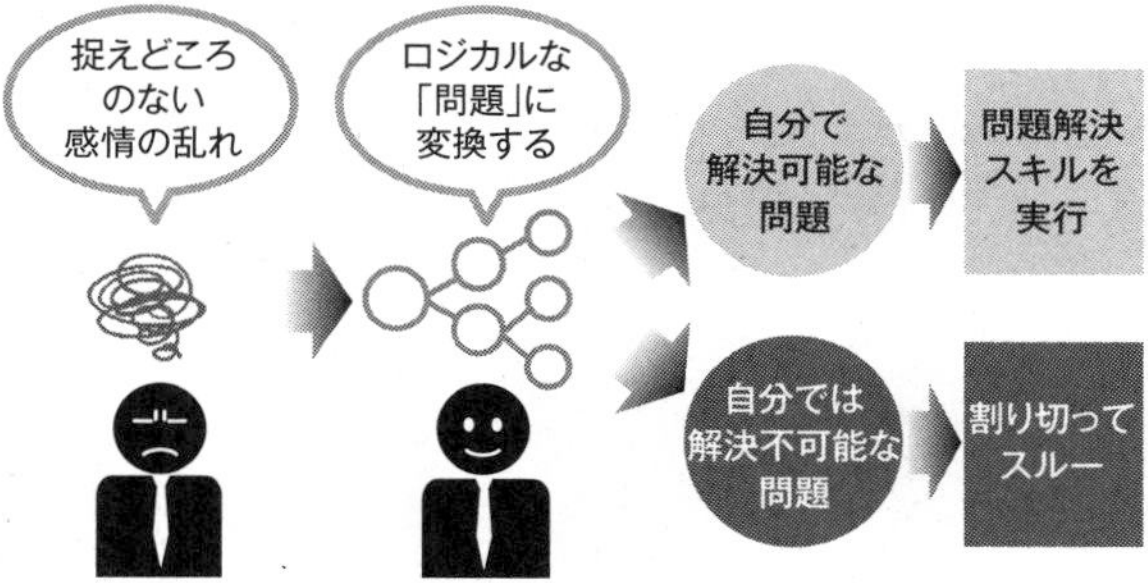

感情コントロールはスキル。感情をロジカルな問題に捉えられれば、誰でもコントロールできるようになる

決可能なロジカルな「問題」、あるいは「課題」として「見える化」すること。つまり、問題化することができれば、それに対する解決策も自ずと生まれてくる、ということがポイントなのです。

その際、イライラしている感情が、作業が物理的に進んでいない焦りから来ているのであれば、人に助けを頼む、あるいは作業工程を見直すことが課題として見えてきます。

あるいはその感情が、上司の自分に対する評価が気になるということから来ていると分かれば、自分のこれまでの仕事の流れを上司に示してアピールしたり、どこに問題があるかを指摘してもらうことで印象をアップさせるなど、次に取るべき行動がロジカルに導き出されてきます。

いずれにしても、ロジカルな分析と思考が基本になっていて、まさにマッキンゼーで学んだ問題解決のスキルの真髄がそのまま応用できるのです。

感情にとらわれ、それに流されてしまう人たちは、逆に言えばロジカルに問題を捉えることができない人であり、感情を解決可能な課題にまで落とし込むことができない人だと言えます。それが効率のいい働き方を遠ざけてしまうのです。

ただし、安心してください。それはやり方、手法さえ知れば、誰でも実践することができます。本書は、誰もがそれを実現できるようにするのが目的なのです。

■優秀なビジネスパーソンほど休み方がうまい

以上のようなロジカルな分析と実践の他に、感情コントロールの方法や技法、考え方や心構えなどがあります。それらも本書の後半で紹介したいと思います。

ちなみに、その中で非常に重要なポイントが、心身のコンディションを整えることです。体が整っていると、心も整います。つまり、健全な精神は健全な肉体に宿る、ということ。まず、体の状態を整えることが、大前提になります。

感情の乱れは、疲労からも引き起こされることは、みなさんも経験上知っていると思います。疲れているときは、普段気にならないことがやたらと気になったり、喜怒哀楽が激しくなりがちです。

人間の集中力も意志力も、決して無尽蔵ではありません。米国の社会心理学者であるロイ・バウマイスター博士によれば、意志力は筋肉のようなものだそうです。つまり、それは使うほどに疲労がたまり、最後は力を失ってしまうということ。復活させるには休むこと。休息したり睡眠を取ることで、疲労を回復させると、意志力も復活すると言います。

仕事のできる優秀なビジネスパーソンほど、しっかり休暇を取り、体を休め、リフレッシュしています。彼らはそうすることで、肉体だけでなく精神的なパワーもチャージされ、休まず仕事を続けるより、はるかにパフォーマンスが高くなることを熟知しているのです。

精神的にも肉体的にも私たちのエネルギーは有限であること。それは休むことによって補充されることを肝に銘じておきましょう。いろいろなビジネススキルを学び、知見を広げたとしても、心身ともに疲れていて、感情コントロールが難しい状況ではほとんど成果を上げることはできません。

そう考えると、まず基本中の基本が心身をリフレッシュし、健全に保ち、エネルギーを高い状態にしておくこと。その上で感情コントロールの技術を駆使し、感情パワーを良い方向で発揮することが大事になります。

一流のビジネスパーソンほど睡眠、食事、運動といった生活習慣に気を使っています。とにかく残業残業で働くモーレツ社員は昭和の時代の話。これからは心身のコンディションを整え、感情を整えることで、できる限り余計なエネルギーを使わない、省エネ型のビジネスエリートが主流になる時代です。それこそが最高に効率のいい働き方を可能にする基本中の基本なのです。

Point
問題解決の手法は
感情コントロールにも応用できる

Part 2

気づかないうちに
労力・時間を浪費していた！

仕事の効率を下げている真の原因を知る

Part2

4

自分の心を乱す要因を知る

前章では、最高に効率のいい働き方を手に入れる上で、「感情コントロール」が非常に大事な要素であることを述べました。そして、その感情コントロールは特別な能力や才能、資質を必要とするものではなく、ロジカルな技法であること、それゆえに誰もがその技法を身につけることで、感情コントロールができるようになるということを述べました。

この章では「感情」というものがどういうものであるか？　さらに深掘りして感情の本質に迫り、感情の乱れがどこから来るかを検証してみたいと思います。

そもそも感情にはどのようなものがあるでしょうか？　真っ先に思いつく代表的なものとして「喜怒哀楽」があります。中国では五情という言葉があり、これは喜怒哀楽に怨（恨みや憎しみ）を加えたもの。さらに愛（いとしい気持ち）を加えた6つだという説もあります。

西洋ではどうでしょう？　有名な『種の起源』を著したダーウィンが、感情を分析しています。彼によれば、悲しみ、幸福、怒り、軽蔑、嫌悪、恐怖、驚きの7つが、文化や地域を超えた普遍的な感情であると指摘しています。

米国の心理学者ポール・エクマンは怒り、嫌悪、恐れ、幸福感、悲しみ、驚きの6つを基本として、面白さ、軽蔑、満足、困惑、興奮、罪悪感、自負心、安心、納得感、喜び、恥の11個を加えた17項目を人間の感情の分類としました。

人間関係に直接支障をきたす感情は、「怒り」「悲しみ」「憎しみ」や「恨み」といったネガティブな感情です。これらのネガティブな感情を、どうコントロールするかで、その人の対人関係も仕事も大きく変わってきます。

とくに「怒り」は、最も激しく相手を攻撃する感情です。よって、あらゆる感情の中で「怒り」をコントロールすることが一番重要です。怒りをコントロールできれば、他のたいていの感情のコントロールもできるからです。

■他人の感情が伝染する「情動感染」とは？

ちなみに、みなさんは、1日何回くらい「イラッ」としたり、「ムカッ」ときているでしょう？　どんな場面で怒りの感情が生まれてくるか、一度紙に書き出してチェックしてみるといいかもしれません。そしてなぜ怒りが湧いたのか、その理由を考えてみましょう。

たとえば、満員電車で、隣の人がむやみに押してくる。会社に着くと、上司が仕事の遅さを指摘してきて腹が立ってくる。午後になって、部下が自分を差し置いて勝手に得意先と話を進めていることが分かって、つい怒鳴ってしまう……。

イライラしたり、怒りの感情が湧くことは、ビジネスパーソンなら1日一度や二度ではないでしょう。ですが、その怒りが、あなたが考えている理由とはまったく違うところで生まれているとしたら？

たとえば、電車の中で隣の乗客が押してきて怒りが湧いたというのも、じつは、その車両の中にいる人たちの雰囲気に、影響されている場合があります。怒りやイライラは伝染するもの。周囲が苛立っていたり、殺伐としていると、知らずに自分もその感情が伝染して怒りっぽくなってしまう。

実際、隣の乗客が押してきても、毎回イライラするわけではないはず。

相手の感情がこちらに移る、あるいはこちらの感情が相手に移ることを、「情動《じょうどう》感染《かんせん》」と呼びます。怒りだけでなく、周囲が笑顔なら自分も思わず楽しくなる。周囲が悲しんでいると、自分も悲しい気持ちになってしまう。日常的にみなさんも経験していることだと思います。

人の脳内には、ミラーニューロンという神経細胞があり、他者の行動を見るだけで、実際に自分が同じ行動を取っているかのように働きます。それによって、他者の行動や感情を、まるで鏡のように自分のものとして感じることができるのです。

「情動感染」もミラーニューロンの存在も、人間が社会的な動物であるために生まれたものだと考えられます。とくに「情動感染」は、怒りや不安など負の感情に関して起きやすいと言われています。あなたの怒りは、じつはあなたの感情ではなく、他人の感情が映し出されたものかもしれないのです。

■イライラを引き起こす本人も気づかない原因

このように、怒りやイライラなどの感情の原因が、自分が考えているものと違っていることが意外に多いもの。それは先ほどの「情動感染」の例だけではありません。怒りとして表出しているものの、じつは別の感情が形を変えて、あたかも怒りのように見せかけているということがあるのです。

たとえば、上司が進捗《しんちょく》状況を確認してきて、腹が立ったという場合を考えてみましょう。

「これだけ仕事をしているのに、まだ上司は自分を信用してくれないのか?」

そんな気持ちが怒りとなって出てきます。そこで、さらに掘り下げて考えてみましょう。その怒りの背景に、「ここまでやっているのに認めてくれないのは、嫌われているからでは?」「もしかすると、このまま仕事を干されるのではないか?」というさまざまな「不安」があるかもしれません。

じつは「不安」も「怒り」となって形を変えて出てきやすいのです。自分が不安

「怒り」の感情の裏側に潜む意外な感情

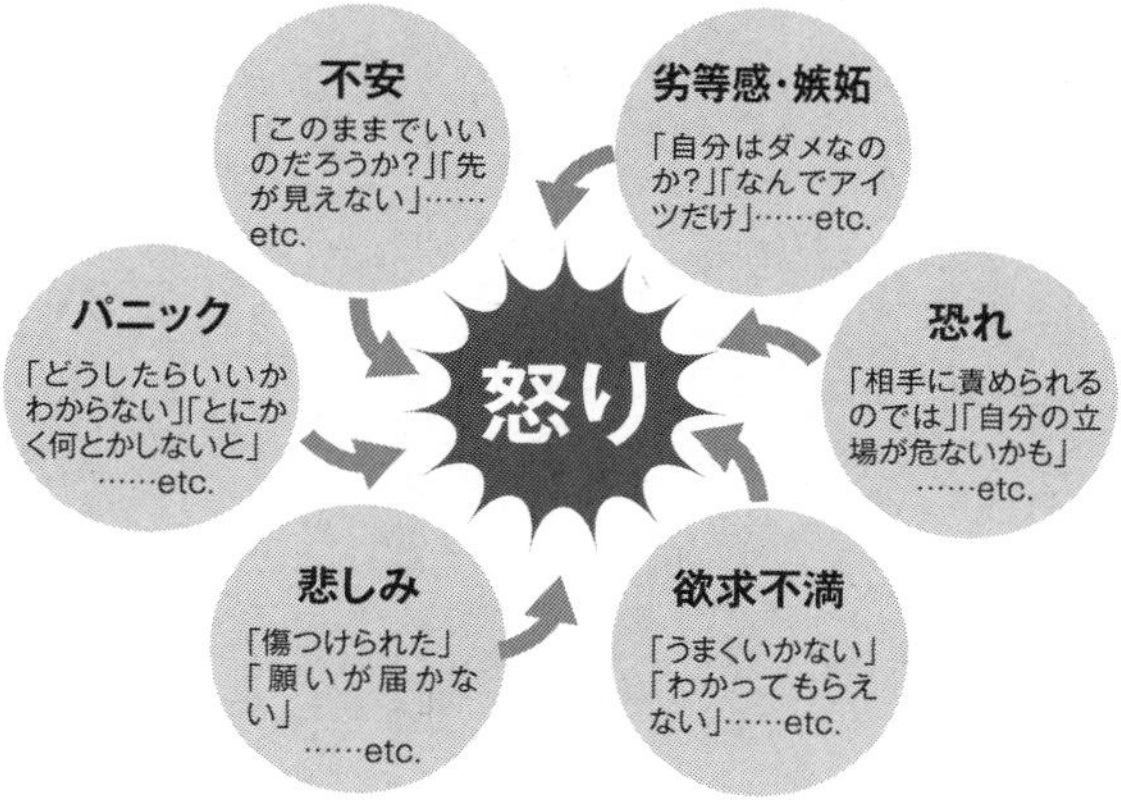
怒り
不安
「このままでいいのだろうか?」「先が見えない」……etc.
劣等感・嫉妬
「自分はダメなのか?」「なんでアイツだけ」……etc.
パニック
「どうしたらいいかわからない」「とにかく何とかしないと」……etc.
恐れ
「相手に責められるのでは」「自分の立場が危ないかも」……etc.
悲しみ
「傷つけられた」「願いが届かない」……etc.
欲求不満
「うまくいかない」「わかってもらえない」……etc.

に感じているというのは、自分が弱い立場であることを示しています。その弱さを認めたくないばかりに、「不安」ではなく「怒り」という形に変えて感情を表す場合があるのです。

ちなみに「不安」はどんどん増幅すると「恐れ」に変わっていきます。「恐れ」は非常に強い情動ですから、それだけ激しい「怒り」となって表出することになります。「怒り」というと攻撃的なイメージがありますが、怒りの根底には「不安」や「恐れ」から逃れたいという防衛的な要素が潜んでいる場合があるのです。

これは、「劣等感」や「嫉妬」という感情に関しても同じです。たとえば、同じ職場にやたら成績のいい同僚がいたとしましょう。上司がその同僚を褒めるたびに、上司に対して「あいつばかり贔屓《ひいき》して……」と怒りを覚える。

これもありがちなパターンですが、その「怒り」は、じつは同僚に対して感じる「劣等感」や「嫉妬」をごまかすための、一種の防衛反応の場合が多いのです。

劣等感や嫉妬は、自分がそれらを抱いていることを意識すること自体が、屈辱的なものです。できればその感情を認めたくない。そんな防衛機制が働いて「劣等感」や「嫉妬」を、「怒り」という感情に置き換え、他者を攻撃することで、劣等感や嫉妬から目を逸《そ》らすのです。

何かしら「怒り」を覚えたときは、まずその怒りが、情動感染や自己防衛からきていないかどうかを見極める必要があります。

Point 仕事の効率を下げている「怒り」の真の原因を知る

Part2 5 認知バイアスを上手に味方につける

同じ出来事に遭遇しても、それに対して怒りを覚える人と覚えない人がいます。たとえば、上司から「いつも遅くまで頑張っているね」と、声をかけられたとき、日頃から「この人は私を応援してくれている。私の味方だ」という思い込みを持っている場合、素直に「ありがとうございます」と言えます。

ところが相手に対して不信感を持っている場合、「残業ばかりして本当は仕事のできないやつと思っているに違いない」と素直に受け取ることができなかったりします。

人は、それぞれ置かれた状況や出来事に対して、自分特有の思い込みで認知するのです。つまり、人によって、同じ状況でも認知の仕方が異なってくるということです。ある人は褒められて喜ぶのに、ある人は嫌みを言われたと不快に感じる。こ

れは思考の偏りであり、一種のバイアスからくるものです。

バイアスとは何かと言うと、簡単な例を挙げるなら、「これが裁判官の山田さんです」と写真を見せられたとします。写真には若い女性と貫禄《かんろく》のある中年男性が写っている。すると、ほとんどの人が、とっさに中年男性を山田さんだと考えます。

そこには、裁判官は貫禄のある男性だ、という先入観があるのです。じつは、裁判官の山田さんは若い女性かもしれません。このような先入観や偏見を、私たちは知らないうちにたくさん身にまとっているのです。

自分の怒りなどの感情が、このような先入観によって引き起こされているとしたら？　逆に言えば、先入観を正して、まっさらに受け止めることができれば、感情を乱すことは少なくなるはずです。

自分の〝ビリーフシステム〟を知っておこう

バイアスで示したように、客観的に世の中を見ているようでも、ほとんどは自分の色眼鏡、主観的な思い込みや偏見の中で判断していることが多いものです。

感情の乱れの根源「バイアス」と「ビリーフシステム」

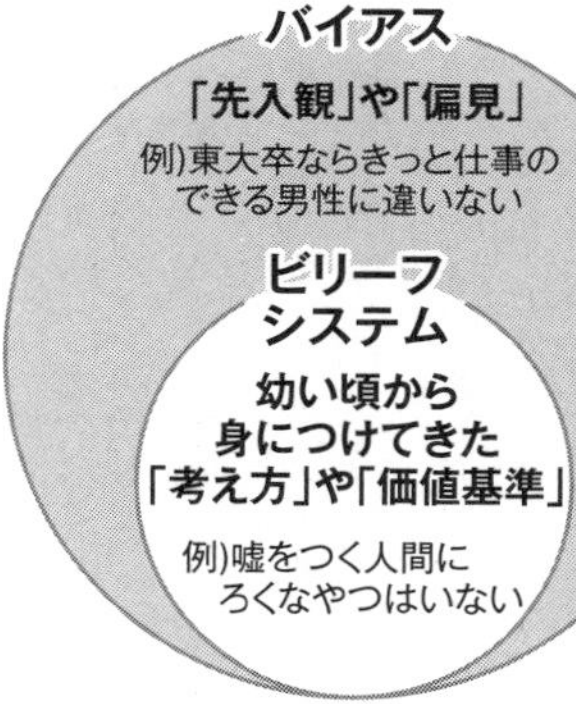
バイアス
「先入観」や「偏見」
例)東大卒ならきっと仕事のできる男性に違いない
ビリーフシステム
幼い頃から身につけてきた「考え方」や「価値基準」
例)嘘をつく人間にろくなやつはいない

バイアスと似ているものに、その人が幼い頃から身につけてきた「考え方」や「価値基準」があります。その中でも、とくにその人が頑《かたく》なにこだわっているものを、「ビリーフシステム」と呼びます。このビリーフシステムによって、物事の善し悪しを判断し、それによって喜んだり、怒ったりという感情が生じてくるのです。

たとえば、子どもの頃、親に「嘘をついちゃいけません」「怠《なま》けたらいけません」と繰り返し言われて育った人がいるとします。

すると、その価値観に反した行動を取る人や出来事に対して怒りを覚え、拒絶したり、攻撃したりするようになります。

自分は親からさんざん注意され、それに応えるために、自分を抑えて必死で頑張ってきた。そういう真面目な人物ほど、「自分はこれだけやってきているのに、なぜ、あいつは……」と、他人に対して厳しくなるのです。

この他にも、たとえば「人間にとって大切なのは優しさである」とか、「お金のことをうるさく言うのは格好悪いことだ」とか、「男性が彼女とのデートで割り勘にするのは恥ずかしい」とか、人それぞれにビリーフシステムがあります。

親からの教育も含めて、それぞれの人が自分のこれまでの人生の中で、身につけてきた価値基準であり、考え方なのです。

ビリーフシステムは、一種の思考の偏りとも考えられます。そう考えると、ビリーフシステムはバイアスの一種であり、その一部であると言っていいかもしれません。

■同僚や部下の仕事に不満を感じやすい人は……

自分の中のビリーフシステムがどういうものなのか？　できる限り認識しておくことが、感情コントロールの上で重要になります。

自分のビリーフシステムを明らかにするには、自分のこだわりがどこにあるかを見極めることがポイントです。

すでにお話ししたように、ビリーフシステムは、親の教育や刷り込みによって形成されるケースが多いのです。ですから、あなたが親にどんな教育を受けたか？親がとくに口を酸っぱくして教えていたことは何かを思い出すのもヒントになります。

よく、物事はかくあるべきだという〝べき〟思考をする人がいます。「社会人はこうあるべき」「男はかくあるべき」とか、「リーダーはこうでなければならない」……etc.

これもビリーフシステムの典型です。

自分の生き方の指針として、信条やこだわりを持つことは必要なことです。ただし、あまりにもその縛りがきつすぎて、自分の行動だけでなく、他者に対しても厳しくなってしまうのは、人間関係を狭めてしまうことになりかねません。

自分の心の中にある偏見、すなわちバイアスと、頑なに形成された「ビリーフシステム」を、認識することが重要です。そして、時にはそれを修正し、柔らかい思考を身につけることが大切なのです。

■「相関関係」と「因果関係」を混同してはいけない

バイアスやビリーフシステムとは別に、歪《ゆが》んだ認識の一つとして「相関関係」と「因果関係」を混同してしまう場合があります。

AとBの二つの出来事があって、Aが増えたらBも増え、Aが減ったらBも減る。このように、AとBに何らかの関係があると考えられる場合、両者には相関関係があると考えます。

ただし、相関関係があるからといって、AとBに因果関係があるとは限りません。たとえば、「自分は容姿が悪いからモテない」と思っている人物がいたとしましょう。たしかに統計を取れば、容姿が良い男性のほうがモテているという数字は出るかもしれません。

ただし、容姿とモテるかどうかは相関関係があっても、因果関係があるとまでは言い切れません。容姿が悪くても、異性にモテている人は世の中にたくさんいます。

もしかすると、モテないのは容姿ではなく、別のところに原因があるかもしれません。

このような一見関係がありそうで、そのじつ因果関係が直接ないものを「疑似因果関係」と言います。

じつは、この疑似因果関係を因果関係と過大視して、怒りや不安などの感情を巻き起こしてしまう人が多いのです。

みなさんは、こういうことを体験したことはありませんか？　朝、職場に着くと、すでに上司がいて、苦虫を嚙みつぶしたような顔をしている。挨拶をしたが、ロクに返事をしてくれなかった。「きっと自分は嫌われているのだ。なぜなら挨拶してくれなかったから」と、上司の反応を自分のことを嫌っているからだと、自分との因果関係で考える。

しかし、上司が苦虫を嚙みつぶしていたのも、ロクに挨拶に応えなかったのも、じつは出社前に奥さんと喧嘩して、機嫌が悪かっただけかもしれません。

「あの上司は、やたらと自分の企画に対して反対する。だから、自分は嫌われていて干されるかもしれない」と不安になっている人がいたとします。他の人の企画は通って、自分は通らない。その事実から「自分を嫌っているから企画を通さない」と因果関係を見出しているわけです。

でも、もしかしたら本当にその人の企画がいま一つのものが続いていて、たんに上司はそれに対して、客観的な判断を下していただけかもしれません。あるいは上司がその部下を買っているからこそ、「あいつなら、もっといい企画が出せるはずだ」と、期待して厳しくしていることだって考えられるのです。

自分が因果関係を歪めて解釈していないか、それによって不要な感情を引き起こし、勝手に独り相撲を取っていないかを見極める必要があります。

Point

認知バイアスが
仕事の足を引っ張っていないかを見極める

Part2 6

脳と体のコンディションを整える

感情の乱れの根本的な原因として、見逃せないのが、Ｐａｒｔ１でも述べた「肉体的な疲れ」です。

イライラしたり、不安感に襲われたり……。感情の乱れは、「疲れ」からきていることが多いのです。

疲れの一番の原因は、なんと言っても睡眠不足です。世界33カ国の睡眠時間を調べたＯＥＣＤの２０２１年版調査によると、日本人の平均睡眠時間は7時間22分で、なんと最下位でした。ちなみに、最長は南アフリカの9時間13分でした。

睡眠が、自律神経に密接に関わっているのは周知の通りです。睡眠不足によって自律神経失調症になれば、当然、感情も不安定になってしまいます。

最近何かとイライラしたり怒りっぽいという人は、疲れがたまっていないか、睡眠がしっかり取れているかどうかを確認してみてください。感情の乱れを、周囲の人間関係や自分の性格の問題と思う前に、まずはたんなる疲れからきているものではないかと、疑ってみましょう。

疲れているなと感じたら、思い切って休みを取ることです。

上司にしっかりと相談して、場合によってはカウンセラーに相談してみる。できれば何日か有給休暇をもらう。上司も無理をさせて、部下が精神的に病んでしまったとなれば、自分の評価や責任につながります。真摯に相談すれば対応してくれるはずです。

休みを取って仕事をすっかり忘れて、温泉などで骨休めをする。都会の喧騒を離れ、自然に触れるだけでも、ずいぶん気持ちはリフレッシュするものです。

それが難しいなら、毎晩家でゆっくり温かいお風呂に入るだけでも違います。入浴剤やアロマなどを工夫し、寝るときもリラックスして眠りにつけるようにしましょう。

一番よくないのは、ストレスのはけ口に、アルコールを大量に摂取することです。その場は、ストレスが解消できているような錯覚に陥りますが、むしろ疲れがたまって、状態が悪化する場合のほうがはるかに多いのです。

時にスマホ、SNS断ちすることのメリット

ストレスがたまる大きな原因の一つとして、現代の情報過多社会があります。インターネットやSNSの発達によって、24時間誰かとつながり、新たな情報が休む間もなくどんどん飛び込んできます。莫大な量の情報と向き合わなければなりません。

とくに問題なのがSNSです。

たとえば、LINEは読んだら、すぐに返さないといけないという暗黙の縛りがあります。ちょっと間が空くと「なぜ返信しないの?」「何か意図があるのか?」と余計な心配をしたり、イライラしたりと感情を乱しがちです。それでお互いが疲れ切ってしまうということがあります。

フェイスブックでも「いいね」を一度押したら、今度はつねに押さないと何か含みがあるように思われるようで、とにかく押しまくる。しかも相手のリア充強調の

内容や写真など、「いいね」どころか、本心では、うんざりしていたりする。

しかも、それぞれの一番輝いている部分を見せられ、リア充を強調されると、自分の生活がいかにも情けなく、ふがいないように感じてしまう。時には、焦りや嫉妬心が湧き起こってくることもある。

本来は、多くの人がつながって、絆や共感性を高めるはずのSNSが、「焦り」や「嫉妬」、さらには「怒り」を増幅するツールになってしまっているのです。

私などは、基本的に意味もなくSNSは使いません。使うとしたら自分の仕事を多くの人に知ってもらう場合とか、仕事上の連絡をメッセンジャーで送るなど、目的を明確にした上で限定的に使います。

それだけでなく、たまに旅行に出かけるときなど、完全に情報断ちを実行します。PC、スマホなどの通信機器をオフにしてしまう。そうやって情報断ちをすることで、日常を忘れ、リフレッシュできるのです。

ちなみに私は家で寝るときも、すべての情報機器のスイッチを切ってしまいます。それは、あふれる情報から距離を置くとともに、電磁波の悪影響を避けるためでもあります。

電磁波が健康に及ぼす影響は、まだ明確にされていませんが、膨大な電磁波に私たちの肉体はつねにさらされています。まったく影響がないと考えるほうが不自然です。

心がザワザワしたときの「一拍置く」技術

喜怒哀楽など感情のメカニズムを考える上で、脳の構造を把握しておくことも大きなヒントになります。

そもそも情動とは、脳のどの部分が司っているのでしょうか？　最新の脳科学によれば、喜怒哀楽などの情動は、大脳の古い皮質にある大脳辺縁系という部分で、生まれることが分かっています。

この部分は人間だけでなく、その他の哺乳類や爬虫類なども持っているもので、動物の本能的な行動や情動を司っている部分です。

喜怒哀楽という感情は、外からの何らかの刺激に対して、自分を守るための反射的な反応なのです。

一方、この情動＝感情を統合し、時には抑える役割を担っているのが、脳の新皮質の中の前頭前野という部位です。本能的な反応である情動を客観的に把握し、コントロールする役割も担っています。

感情や情動は動物的な本能なのですから、動物である人間であれば、誰しも起きるものです。それを消すことはできませんが、過剰な感情を抑制し、社会生活に支障をきたさないように、かじ取りをするのが前頭前野なのです。

感情コントロールが上手な人は、この前頭前野が活発に働いている人だと言ってよいでしょう。

まず外部から何らかの情報や刺激を受けたら、大脳辺縁系でそれに対応する情動＝感情が湧き起こる。

「怒り」や「恐れ」「悲しみ」「喜び」などの感情を、すぐに表したり、それに浸るのではなく、その情報は前頭前野へ送られ、そこで客観的に適切な判断を加えられた後、最適な行動を取るように指令が下る。

怒ってはいけない場面だと判断したら怒りを抑え、笑ってはいけないと判断したら笑顔を消そうとします。

逆に感情コントロールが苦手な人、怒りっぽかったり、すぐにキレてしまう人は、大脳辺縁系から発した感情が、前頭前野へ十分に届かなかったり、前頭前野の判断をショートカットして、いきなり感情表現をしてしまいます。

感情コントロールを上手に行うためには、大脳辺縁系から前頭前野へという情報回路を強化する必要があります。

怒りや悲しみ、不安や恐怖などの感情に、そのまま流されるのではなく、「なぜ、今、自分はこんなに怒っているのか?」「どうしてこんなに悲しいと感じるのか?」と自問自答する。

そうやって一拍置くことで、冷静になり、前頭前野を働かせて、より適切な行動を取ることができるようになります。これは運動神経と同じで、繰り返すことで強化されると考えます。

怒りなどの感情がフツフツと湧いてきたときこそ、自分を鍛えるチャンスだと考えて、前頭前野をフル回転させてください。

逆に怒りをそのまま他者にぶつけてしまう人は、大脳辺縁系から行動という短絡的な回路を、強化してしまうことになります。

そういう人は、ますます怒りっぽく感情的になります。すると夫婦や家族などに暴力を振るうDVに走ったり、組織の中でもトラブルを起こして、結果的に大きなマイナスを被ってしまうのです。

ちなみに前頭前野の働きも、体が疲れていると、働きにくくなることが分かっています。その他、飲酒やストレスなども前頭前野の働きを鈍くします。

脳科学的な見地からしても、心身の疲れが感情コントロールには大敵だということです。

Point

十分な休息とSNS断ちを。

感情の乱れには自問自答で一拍置く

Part2
7
安定した仕事に欠かせない自己肯定感の保ち方

この章では、感情が乱れるさまざまな原因を見てきました。あなたの感情の乱れは意外にも他者から伝染したものだったり、怒りだと思っていたものが、じつは嫉妬や不安だったりと、一筋縄ではいかないのが、感情問題の特徴です。

しかも自分の性格の問題かと深刻に考えていたら、じつはたんなる体の疲れによるものだったりします。脳科学的見地から見ると、怒りは動物の本能的な反応であり、それ自体をなくすことはできないということも分かります。

感情の乱れは、それらが複合した結果ですが、最も根本的な要因として**「自己肯定感の欠如」**があります。自己肯定感とは簡単に言えば「自分自身を価値あるものだと認識し、ありのままの自分を受け入れることができる感覚」のことです。

自己肯定感が低い人は、自分自身を価値あるものと認められず、ありのままの自分を受け入れることができません。また、自分は、このまま変わることができないと諦めてしまいます。

■自己肯定感はスキルで高められる

自己肯定感の高い人と低い人の違いはどういうふうに表れるでしょう？　たとえば自分がミスをして誰かに否定されたり怒られたとき、それは如実に表れます。

自己肯定感が高い人は、そんなときに、

①あまり落ち込まない
②自分のミスを認める
③どうすれば改善できるかを考える
④怒られたことをチャンスと捉える

一方、自己肯定感の低い人はどうかというと、

①必要以上に落ち込んでしまう
②自分はやはりダメ人間だと思い込む
③もしかして嫌われているのではないかと疑う
④相手に対して怒りを覚える
⑤二度とミスは許されないと自分を追い込む

このような反応を示します。自己肯定感の低い人は、過剰に反応し、感情が乱れてしまう。一方、自己肯定感の高い人は感情の乱れ、動揺を起こしにくいのです。

先に触れたビリーフシステムの視点から見ても、両者の違いがはっきりします。自己肯定感の高い人は楽観主義者が多く、自己肯定感の低い人は悲観主義者が多いのです。両者のビリーフシステムはまったく違います。

たとえば、自己肯定感の高い人は問題が起きたときに、「自分ならきっとうまくできる」「こうすれば必ず道は開かれる」と、楽観的な思い込みがあります。一方、自己肯定感の低い人の心中は、「どうせ自分はまた失敗するに決まっている」「誰も

自己肯定感チェックシート

	1 まったく当てはまらない	2 やや当てはまらない	3 どちらでもない	4 やや当てはまる	5 ぴったり当てはまる
1. 自分のことが好きである					
2. あまり他人と比較して落ち込んだりしない					
3. 自分は他者から好かれているほうだと思う					
4. 友人は多いほうだと思う					
5. 自分の欠点を認識しているが、自分を否定していない					
6. 何か困難があっても、心のどこかで何とかなると思っている					
7. 自分は運が強いと思う					
8. 目標が明確で、それに向かって努力している					
9. あまり他人の評価を気にせず、マイペースだ					
10. 自分は今以上に成長できると思う					
11. 失敗してもクヨクヨせず、次にどうするかを考えられる					
12. 他人の失敗や間違いをあまり怒らない					
13. 相手の意見をよく聞き、参考にすることができる					
14. 自分の人生はほぼ思い通りになっている					
15. 嫌いな人は少ない					
16. あまり思い悩むことは少ない					

チェックが右側（4～5）に多く集まる人は自己肯定感の高い人、
左側（1～2）に多く集まる人は自己肯定感の低い人と言える

助けてくれるわけがない」と、悲観的な思い込みで占められています。

当然、後者は不安になったり、恐れを感じたり、無力感にとらわれたりしてしまう。それに対して、前者は「何とかなるだろう」と泰然自若《たいぜんじじゃく》としていられるのです。

ただし、**楽観主義とはいっても楽天主義とは違います。**

楽天主義者は、まったく何もしなくても何とかなるという他力本願であるのに対して、**楽観主義者は物事の問題点や改善点を客観的に把握し、それに対してできる限りの対策をした上で、後の結果はどうなるかは天にまかせるという潔さが特徴**です。つまり、「人事を尽くして天命を待つ」ということ。

自己肯定感の低い人ほど、楽観的な考え方、つまり本書で紹介するロジカルな問題解決の手法を学ぶことで、効率のいい働き方を身につけられるのです。

Point

楽天主義ではなく
楽観主義を貫く

Part 3

マッキンゼーで学んだ
最強の問題解決スキル！

仕事の悩みを
“解決可能な課題”に
変える方法

Part3

8 マッキンゼーのエリートが大切にする平常心を保つ秘訣

最高に効率のいい働き方をする上で、感情の本質を理解し、感情をコントロールすることの大切さを理解していただいたと思います。この章では、いよいよ実践的な方法を解説していきましょう。この章では、一見モヤモヤした感情の問題を、ロジカルな問題に落とし込むことで、解決可能な課題に変える方法を紹介します。

それには、いくつかの思考のフレームワークがあります。Ｐａｒｔ１で触れた問題解決のスキルの４ステップもそうですし、ロジカルシンキングの基本として「問題を分離する」というフレームワークもあります。これらのフレームワークを紹介し、感情をロジカルに分析する手法をより具体的に解説していきましょう。

まずは、私が学んだ尊敬すべき人たちの感情コントロールの奥義から紹介していくことにします。

■尊敬する上司に見た感情コントロールの極意

マッキンゼーの先輩、コンサルティングやエグゼクティブコーチングのクライアントの方々や、ビジネスパートナーなど、これまで「仕事ができ、かつ人柄も素晴らしい」と感じる人が、何人かいました。彼らはバイタリティに溢れ、分析力や判断力、決断力にも秀でている。しかも上司や部下、同僚からも信用されている――。

このような人物は、例外なく感情が安定し、穏やかでありながら、内には熱い情熱や強い気持ちを持っていました。なぜ彼らはいつも感情が安定しているのだろう？

若い頃の私は、自分の仕事をこなすのに精いっぱい。彼らとは真逆で、不測の事態が起きたり、上司に注意されたりするたび、感情は乱れっぱなしでした。

「いつも穏やかで心乱れず仕事ができる秘訣は何ですか？」

あるとき自分の仕事のお手本であり、メンターとして尊敬していた上司に、尋ねたことがあります。その上司は即座に答えました。

「感情的になっても、悩んで思い煩《わずら》っていても、仕事がうまく進むわけではないだろう。どうしたら問題を解決し、目標達成できるか？　それだけを考え、ひたすら実行するだけだよ」

それまでの私は、自分の思い通りに仕事が進まないと、焦ったりイライラしたりしていました。イライラしても、仕事がはかどるわけではありません。ビジネスパーソンにとって、やるべき仕事は本来明確に決まっているはずです。

■些細な問題で「悩まない」ためのシンプルな行動原理

営業成績を上げる、新企画を考え実行する、人材育成をする……それぞれの役割と目標がある。目標を達成するために、最善の判断と行動を取る。仕事ができ、人柄もすばらしい人たちの行動原則はじつにシンプルなのです。とくに、彼らは負の感情にとらわれることが、ほとんどありません。

ところが、そこに感情を持ち込むと、途端に仕事が複雑で面倒なものに変わってくる。仕事ができない人、遅い人は、自分の感情の乱れをそのまま仕事に持ち込み、思い悩み、逡巡し、どんどん仕事を複雑にしていくのです。

逆に尊敬できるビジネスパーソンの仕事の仕方は明瞭です。彼らは割り切りが早い。たとえば自分がやるべきこととやらなくてよいこと、自分がコントロールできることとできないこと、目標達成に必要なこととその優先順位……etc.

そして、**やるべきこと、やれることはすぐに手をつける。悩んでも仕方ないものは悩まずスルーする**。

仕事ができる人の特徴の一つは「悩まない」ということです。悩んだり、感情にとらわれている状態というのは、思考が混乱し、一種のパニックを起こしている状態だと言っていいかもしれません。

「悩まない」で仕事をするなんて自分にはできない――。そんな声が聞こえてきそうです。でも大丈夫。なぜなら、心乱れ、悩みまくっていた私自身も変わることができたのですから。以下でそのための方法をさらに紹介していきましょう。

Point

コントロールできることとできないことを見極め、やるべきことからすぐに取りかかる

Part3

9

隠れている真の問題を〝見える化〟する

マッキンゼーで叩き込まれたコンサルティングの究極の目的は、隠れている真の問題を見える化させるというもの。たとえば売り上げが伸び悩み、営業を改善したいという依頼が来たとします。

その際、新規獲得を狙うか、既存顧客のフォローに力を入れるのか？　販促活動をどうすればいいか？　など営業戦略に目を奪われがちです。しかし、よく話を聞き、現場を見ていると、問題は営業戦略ではなく、組織内、組織間の意思伝達がうまくいっていないということだと分かってくる。

隠れていた真の問題を顕在化させ、解決すべき課題にすること——。これこそが経営コンサルタントの仕事であり、マッキンゼーで私が学んだことなのです。クライアントには見えないものを見える化する。問題が見えてくれれば、それだけですすで

感情は「悩み」にするのではなく「問題化」する

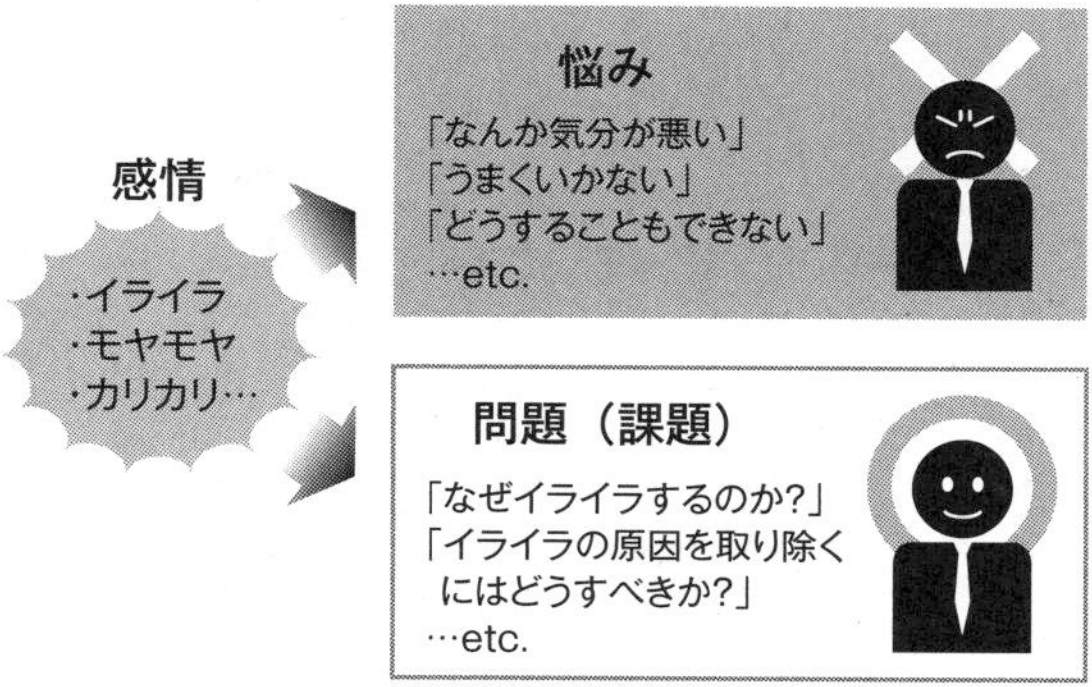
感情
・イライラ
・モヤモヤ
・カリカリ…
悩み
「なんか気分が悪い」
「うまくいかない」
「どうすることもできない」
…etc.
問題（課題）
「なぜイライラするのか?」
「イライラの原因を取り除くにはどうすべきか?」
…etc.

に問題解決への一歩を踏み出したことになるのです。

そのために、対象をロジカルに分析することが大前提となります。固定概念を捨て、情報を収集し、ロジカルに分析して問題点を探り出す。

感情コントロールも、まさに同じ構図が当てはまります。イライラしたり怒ったり、不安になって落ち込んだり……。感情の乱れは、内在している問題を明確にすることができていないために生まれるのです。

問題がわからないから、解決することもできない。モヤモヤした中で、悩みや葛藤が生まれ、イライラや怒りなどの感情がうごめき出す。逆に言うなら、**感情の乱れの**

背後にある問題を明確にし、意識化すれば、感情に流されず問題解決に向かうことができるのです。

「悩みにせずに問題にする」と表現すると、分かりやすいかもしれません。「悩み」とは、何か事が起きたときに、その問題の解決策が浮かばず、どう対応すればよいか分からない場合に生まれるものです。つまり、思考がフリーズした状態です。

悩みを「解決すべき問題」にしてしまえば、後はそれをどう解決していくか、という必然的な流れになります。ですから、悩まずにどんどん仕事を進めていく人は、「問題化する力が高い」人ということもできるでしょう。

■仕事でパニックになってしまう人の本当の原因とは？

たとえば、仕事量が多くてどうしたらいいかと悩んでいるAさんがいたとしましょう。一種のパニック状態でストレスがたまり、しかも、自分には能力がないのだと自らを責めています。

ここで、冷静に自分のすべての仕事を見渡してみましょう。すべての仕事を、同

仕事の優先順位を判断するマトリクス

重要度＼緊急度	低	高
高	緊急度：低 重要度：高 確実に取りかかっておく	緊急度：高 重要度：高 すぐに取りかかる
低	緊急度：低 重要度：低 後回しにする	緊急度：高 重要度：低 場合によっては人に任せる

じ日時に仕上げなければいけないわけではないはずです。納期や締め切りによって、まずすぐに手をつけなければいけない仕事、後回しにしていい仕事があるはずです。

次に自分でやるべき仕事と、自分でなくてもできる仕事に仕分けしてみましょう。資料を集めたり、コピーを取ったりする仕事は人に振れるのなら、できる限り振ってしまいます。

自分がやるべき仕事の中で、優先順位の高いものから取りかかります。その際、悩んでも仕方がないこと、自分のコントロール不可能なことについては、一切思い悩んだりしないようにしましょう。

たとえば、企画案の内容のブラッシュ

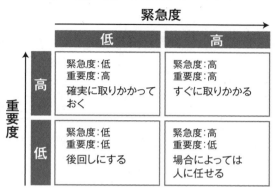

アップを上司に頼んだとして、もはや頼んだ以上は「上司はあの企画書をどう評価しているだろうか?」「こうすればよかったかもしれない……」などと、悩んだところでどうなるものでもありません。

自分のコントロール不可能なものに対して思い煩い、時間やエネルギーを消費するのは無駄です。上司から企画書に対して何か言われたら、そのときに対処すればいい。

こうして目の前のやるべき仕事を、粛々とこなしていけば、最初に対応不可能だと思われた仕事の山も少しずつ切り崩されていき、やがて先が見通せるようになります。私の知る限り、仕事のできる人たちはみな、このような手順でやるべきことを着実にこなしています。そこで、余計な感情を差しはさむことも、感情に流されることもありません。

Point

仕事の悩みを〝仕分け〟することで解決可能な問題に変える

Part3 10 マッキンゼーで学んだ、問題解決4つの基本原則

感情の乱れがちな人は、決してその人の持って生まれた資質や、性格によるものではありません。感情を問題化し、解決すべき課題に変えること。ロジカルに分析することでモヤモヤした感情は解決できる問題に変わります。ここでPart1でも少し触れたマッキンゼーの問題解決の原則を、あらためて説明しましょう。

■【マッキンゼーで学んだ基本原則1】——真の問題を見極める

たとえば、ミスの多いAさんがいたとしましょう。この問題を解決するためにBさんが、ダブルチェックをする。一見まっとうな解決策に見えますが、Bさんの負

担が増えて結局ミスが出てしまうことも考えられます。

そもそも、なぜAさんがミスを連発するのか？　「真の問題」を明らかにし、それを解決することが大事なのです。

マッキンゼーでよく言われた言葉の一つに、「モグラ叩きをするな」というのがあります。これは目の前に現れた問題に、とりあえず対応することです。たとえば「売り上げが伸びない」「新規開拓ができていない」「人材育成ができていない」など、一つの会社の中でたくさんの問題が出てきます。

その一つひとつをモグラ叩きのように叩いて対応していても、真の解決にはならないのです。というのも、それら個別の問題が起きる原因に、たとえば「組織内のコミュニケーションが取れていない」という共通の問題が潜んでいる可能性もあります。それが、真の問題だったりします。

その共通の問題を解決しなければ、そこから派生する問題を逐次解決しても、また新たな問題が生まれてくる。逆に言えば、その根本的な問題を解決すれば派生する問題がいっぺんに解決できるということでもあります。

感情コントロールもまさに同じです。「怒り」や「悲しみ」などの感情を、まずはしっかり意識化することが大切。その上で、表面的な感情にばかりとらわれず、その背後に潜む問題が何か、根本的な原因は何かを見極めることが重要なのです。

【マッキンゼーで学んだ基本原則2】——問題の構造を把握する

では、本質的な問題を見極めるにはどうしたらいいか? マッキンゼー流の問題解決の原則として、「問題の構造を把握する」ということがあります。これは問題を見える化するために行う作業で、目の前の事象とその要因を分けて考えることです。

先ほどのAさんのミスが多いという問題の場合、ミスが起きているという事象と、その要因を分けて考える。そして、いくつか要因を挙げた上で、それらがどのように関連し合って事象が起きているかを構造的に把握するのです。

そこでAさんに話を聞き、行動などをチェックしたところ、Aさんが作業中に電話や来客の対応にすべて応じていることが判明しました。つまり、「他の仕事に時間と労力を割かれている」という状況が浮かび上がってきたのです。

感情の乱れも、ただたんに「怒っている」「悲しんでいる」という事象の認識だけではなく、その要因をいろいろ考えてみる。すると、いくつか要因の候補が上がってきます。それを深掘りして考えることで、真の問題が浮かび上がってくるのです。

■【マッキンゼーで学んだ基本原則3】——仮説を立てて検証する

基本原則2で事象と要因を分離し、要因をいくつか挙げたとしましょう。そのすべてを解決しなければならないというわけではありません。要因の中には決定的なものもあれば、あまり重要性のないもの、あるいは実際はほとんど関係ないものまで差があります。

問題解決にあたっての優先順位は、当然重要度の高い要因から、解決しなければなりません。何が一番大事な要因かは、まず仮説を立てて、それを検証するというのがマッキンゼー流です。

先のAさんの場合、集中力の欠如が主要な問題と考えて掘り下げたわけですが、おそらくここに問題があるに違いない。そういう直感に近い感覚が、それまでの経験や事例などによってある程度見極められるはずです。

その上で、たとえばAさんの基本的な能力の欠如であるとか、精神的に不安定であるなどの別の要因を検証し、どうやらそれらが当てはまらないとなれば、集中力の欠如こそ最大の要因ではないかと結論づけることができるでしょう。

たとえば、作業に集中できない環境を改善し、その時間帯だけは電話や来客の作業を他の社員たちが分担することで、Aさんのミスを劇的に減らすことができるかもしれません。

このように、今度はそれをどう解決していくか、具体策を考えるという段階になります。

【マッキンゼーで学んだ基本原則4】
――解決策を導き出す〈空・雨・傘の理論〉

問題を分解し、検証した上で、最適な「解決策」を打ち出さなければなりません。

「空・雨・傘」の理論で解決策を導き出す！

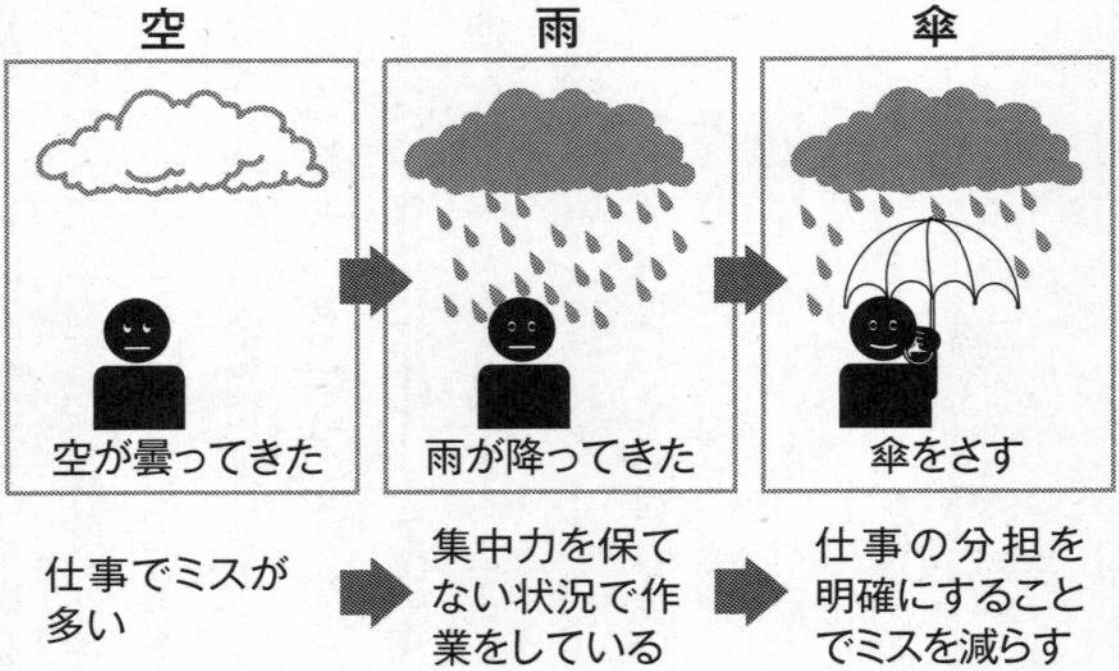
空
雨
傘
空が曇ってきた
雨が降ってきた
傘をさす
仕事でミスが多い
集中力を保てない状況で作業をしている
仕事の分担を明確にすることでミスを減らす

そこでマッキンゼーで行っている方法が「空・雨・傘」の思考です。

空とは「現状がどうなっているか」という事実であり、雨とは「その現状が何を意味するのか」という意味合い、つまり現状の解釈です。そして傘は「その意味合いから、では何をするのか」という解決策です。

ですから先に述べた基本原則1が「空」であり、基本原則2と3が「雨」だということです。

あらためて先ほどのAさんのミスの例に当てはめると、「空」はAさんがミスを連発している状態を把握することです。「雨」とは問題の構造を把握し、分析して検証することで、そのミスが仕事の分担ができていないことによる注意力の分散であるという分析です。「傘」は仕事の分担を明確にするという解決策ということになります。

感情コントロールもこの思考が有効です。

まず現在の感情の状態を客観的に把握する（空）。そしてその感情がどのようなメカニズムで起きていて、真の原因は何かを突き止める（雨）。それによってどう対応すればいいかを決定する（傘）。

「空・雨・傘」の思考によってモヤモヤした感情も解決すべき問題となり、問題化することで自ずと解決へと進んでいくのです。

Point

事象と真の要因を分離することで問題解決の糸口が見えてくる

Part3

11 思考をクリアにするロジカルシンキングの基本

感情の乱れを感情の問題として扱わず、解決可能なロジカルな問題として扱う。これこそが感情コントロールの極意です。そのためにはマッキンゼーなどで学んだフレームワークが有効であり、応用可能であるということです。

先ほどの問題解決の原則4つの他に、ロジカルシンキングの基本として**物事を2つに分けることで思考をクリアにするという分解思考**があります。思考が混乱し、モヤモヤした感情をさらに複雑化させるのは、この分解思考ができていなかったり、不十分であることが多いのです。以下、分解思考の代表例を挙げてみましょう。

1.「自他の問題」を分ける（課題の分離）

「自他の問題」を分離せよ！

上司が自分を嫌っているのではないか

混同タイプの人

- ・どうしたらいいだろう？**（焦り）**
- ・なぜ私だけ嫌うのか？**（怒り）**
- ・こんなに頑張っているのに、なぜ？**（悲しみ）**
- ・仕事で干されてしまうかもしれない**（恐れ）**
- ・もうダメだ**（落ち込み）**

分離タイプの人

- ・こちらはやるべきことはやっている。後はどう思われようと自分とは関係ない
- ・あの上司に嫌われても、すべてが無になるものではない
- ・とにかくできることを淡々とこなしていこう

　本来は相手の問題にもかかわらず、自分の問題として捉えてしまい、エネルギーを浪費してしまう場合があります。

　たとえば、ある人のために仕事上でいろいろ骨を折ったとしましょう。自分がこれだけやったのだから、相手はきっと自分を好きになってくれるに違いないと期待しがちです。ところが意外に相手は感謝してくれない。こちらを好きになってくれる気配もない。「おかしい」「どうして？」と思い悩み、「感謝の気持ちがないやつだ」と怒ったりします。

　しかし、よく考えてみると、相手が自分に対してどう思うかは相手の問題なのです。他人の自分に対する印象を完全に自分

がコントロールしようというのは無理な話ですし、傲慢だと言うこともできます。

自分は相手のことを思い、相手のためになればと思って行動しただけ。その評価はあくまでも相手が行うことであり、相手の問題なのです。

あるいは上司が何かとイライラしているとします。それを自分のせいだと考えると「どうしよう?」とか、「何とかしなければ」と思ってしまいます。しかし、そのイライラはもしかすると上司とその奥さんの関係がうまくいっていないとか、上司の体調のせいだとか、必ずしもあなたのせいではないかもしれません。

前にも触れましたが、私自身、いつもイライラしている上司に、どう対応していいか分からず、かえって関係性がぎくしゃくしてしまった経験があります。

あるとき、それはもう上司のクセで、いたずらに反応しないほうがいいと気づいたのです。イライラしているのは相手の問題だと。そうやって切り離したことで、上司の感情に振り回されなくなり、結果、関係性がよくなったという経験があります。

相手の判断や感情は、最後は相手の問題であるということ。「自他の問題を分ける」ということが、自分の感情を乱さないための秘訣なのです。

つい感情に流され、悶々としたり爆発したりする人は、この自他の問題を分けるということを意識するだけでも、冷静になれるきっかけになります。

2.「コントロール可能なこと」と「不可能なこと」を分ける

どんなに悩み、思い煩っても、どうすることもできないことがあります。雨が降っているのを、晴れにしたいと思ってもどうすることもできません。1日がどうして30時間にならないのかと望んでも無理な話でしょう。自分の親や生まれ育った環境を変えたいと思っても不可能です。

自分の力ではどうすることもできないこと、コントロールできないことがあります。それを何とかしようとして気をもんだり、感情を乱してしまうのは無駄なことです。感情コントロールの上手な人は、自分の力が及ばないことに対して思い煩いません。

たとえば、自分の上司が嫌いだからといって、上司が別の部署に行ってほしいと思ってもどうすることもできません。上司は部下を選べることはあっても、部下は上司を選べないというのが、ほとんどの組織の原則だと思います。

ならば、思い悩む前にできることは何か？　その上司と何とかやっていく方法を探すことです。そのために何をすればいいか、具体的な方法を考える。その上司をよく観察して、上司の地雷を見極め、それを踏まないようにする。挨拶をきちんとすると機嫌がよくなると分かったら、挨拶を心がける。事前連絡や確認を求める上司なら、それをはずさないように気をつける……etc.

「嫌だ、嫌だ」と感情的になったところで、決してその感情からは解放されません。ならば、少しでも気持ちが楽になるように、具体的な行動を取るべきです。

古典的名著となった『7つの習慣』を著したスティーブン・コヴィーは、その著書の中で、変えられるものは変える努力をしつつ、コントロールできないものは、穏やかに受け入れるおおらかさが必要だと述べています。

コントロール不可能なものを、思い煩うことをやめるだけで、仕事も人生もずいぶんスッキリするのです。

3.「優先順位の高いもの」と「低いもの」を分ける

目的や優先順位を明確にすることも、感情コントロールに必須のロジカル思考です。私の知っている優秀なビジネスパーソンは、例外なく目的意識が明確であり、それによって優先順位を明確にしています。

目的意識が明確であれば、それに向かうためには何をすべきかが、おのずと決まってきます。何が不可欠で、何が必要なものか？　逆に何が無駄なものかが見えてきます。迷いがなくなり、物事がクリアになっていきます。

上司が機嫌が悪かったり、同僚が嫌なことを言ったり、部下がなかなか言うことを聞かなかったり……。仕事をしていると、さまざまな問題が起きてきます。その問題の多くは、じつは仕事の目標達成には直接関係ない問題かもしれません。

たとえば、営業の成果を上げるという目標があったとして、やるべきことは何か？既存顧客のサポートだったり、新規顧客の開拓が最優先されます。それに対して部下や上司との日常のちょっとしたことでのトラブル、そこから起こるさまざまな感情のすれ違いなどは、優先順位としては高くないはず。

ならば、それは気にしない。それに時間を取られることは、目標達成の邪魔でしかありません。その割り切り、仕分けを明確にすることが、感情コントロールの大切なポイントになります。

これは逆に言えば、感情コントロールのコツは、つねに目標を明確にしておく、ということでもあります。そしてその目標を達成するために、何が重要で何が重要ではないかをつねに仕分けることだと言えると思います。

4. 不安な事態が起きる確率と起きたときのダメージを判断する

感情には、イライラや怒りとともに、不安や恐れがあります。むしろ一見、怒りと思える感情も、そのじつ、不安や恐れが原因となっている場合もあります。不安や恐れは生きていく上で大切な感情です。不安や恐れを感じることで、危険を察知したり回避したりできるからです。

ただし、それが過剰になると問題です。集中力がなくなり、仕事が手につかなくなってしまいます。悪化すると、不安神経症のような心の病にまでつながっていきます。

このような過剰な不安や恐れにとらわれないために、どうすればいいでしょうか?

まずは、その不安な事態が起きる確率を考えてみることです。

一つの例として、航空機による死亡事故を考えてみましょう。航空機事故は、墜落事故が起きてしまえば乗客の大半が命を落としてしまう大事故になります。ただし、航空機による死亡事故発生は、東京－ニューヨークを12万5000回往復して1回遭う確率でしかありません。と考えると、飛行機に乗ることに対して、過剰に恐れる必要はないということが分かります。

もう一つはリスクが起きたときのダメージがどれくらいかを冷静に判断することです。不安に押し潰されがちな人は、得てしてダメージを過大に想定しがちです。

私自身、前に述べたように上司から注意されたり怒られたり、あるいは機嫌が悪かったりするととても不安になり、動揺し、何とかしなければと焦っていました。なぜ、私はそれほどまで上司の言動に反応したのか？　それは上司から睨まれ、嫌われたら、まともに仕事ができなくなるのではないか？　職場の居場所がなくなるのではないか？　という恐れがあったからです。

しかし、よくよく考えてみれば、その上司に嫌われ、疎まれたからといって、職場に居場所がなくなるわけではありません。給料がゼロになるわけでもない。多少嫌われたからといって、すべてを失うわけではないということに気がつきました。

不安や恐れは誰もが持っている感情です。大事なことは、それをいたずらに膨らませないこと。そのためには冷静にリスクが起こる確率と、起こったときのダメージを想定することです。すると意外に今恐れていたことが、根拠のない、妄想を恐れていたということが分かると思います。

5.「事実」と「意見」を分ける

問題を複雑化し、難しくする一つの原因に、事実と意見を混同してしまうということがあります。たとえば、あなた自身が「うちの会社の朝礼はつまらないし、時間も長いからやめるべきだ」と腹が立ったとしましょう。

ただし、それは客観的な事実であると言えるでしょうか？「つまらない」というのも「時間が長い」というのも、それはあなたの感覚であり、意見かもしれません。他の人にとっては、つまらなくもなければ、長いとも感じないかもしれないのです。

怒りやイライラが起きたり、不安や恐れを感じたときには、それを感じた理由が、はたして客観的な事実か、自分の感覚や意見なのかを見極める必要があります。

「事実」と「意見」を分離する

A社は予算が厳しく、今回のプロジェクトから手を引こうとしているようです。
A社の予算はたしかに少ないので、これは「事実」だな……
今回のプロジェクトから手を引こうとしているのは部下の「意見」だな……
部下
あなた

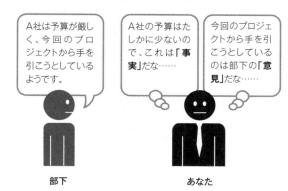

事実と意見を分けるのは、日常の仕事の中でも非常に重要な力になります。上司に仕事の報告をするときでも、つねに事実と意見を分けて伝えることが必要です。

たとえば、上司にクライアントの今回のプロジェクトに対する取り組みを報告するとしましょう。

「A社は予算的にかなり厳しいようで、できれば今回のプロジェクトからは手を引きたがっているようです」と、報告したとします。上司にとってみれば、予算的に厳しい状況が事実なのか、それともあなたの単なる見立てなのかが、分かりにくい内容です。A社が手を引きたがっているというのも、あなたの意見や感想にすぎないのか、本当にその事実があるのかどうかも分かりにくい。

予算がいくらしかないとか、A社の誰々の話ですが、というように客観的な数字や主語を明確にすること。逆に自分が上司の場合、部下の話している内容が事実なのか、それとも意見や願望なのかを分けて理解することが必要になります。

6.「問題」と「感情」を分ける

「事実と意見の分離」を発展させたものが「問題と感情の分離」です。たとえば部下の仕事が遅くて締め切りを守れなかったとします。「締め切りを守らないなんて社会人として失格だ！」と怒るのは感情です。そうではなく、「締め切りを守らなかった」という問題と、「そのことが許せない」という感情に分けて、問題は問題として、「なぜ彼は締め切りが守れなかったのか？」と冷静に対処する。感情が湧き起こるのは致し方ないのですが、それによって大事な「問題」を見過ごすことがないようにすべきです。

「事実と意見」を混同しない、さらに「問題と感情」を混同しない。それらを分離

「真の問題」と「疑似問題」を分ける

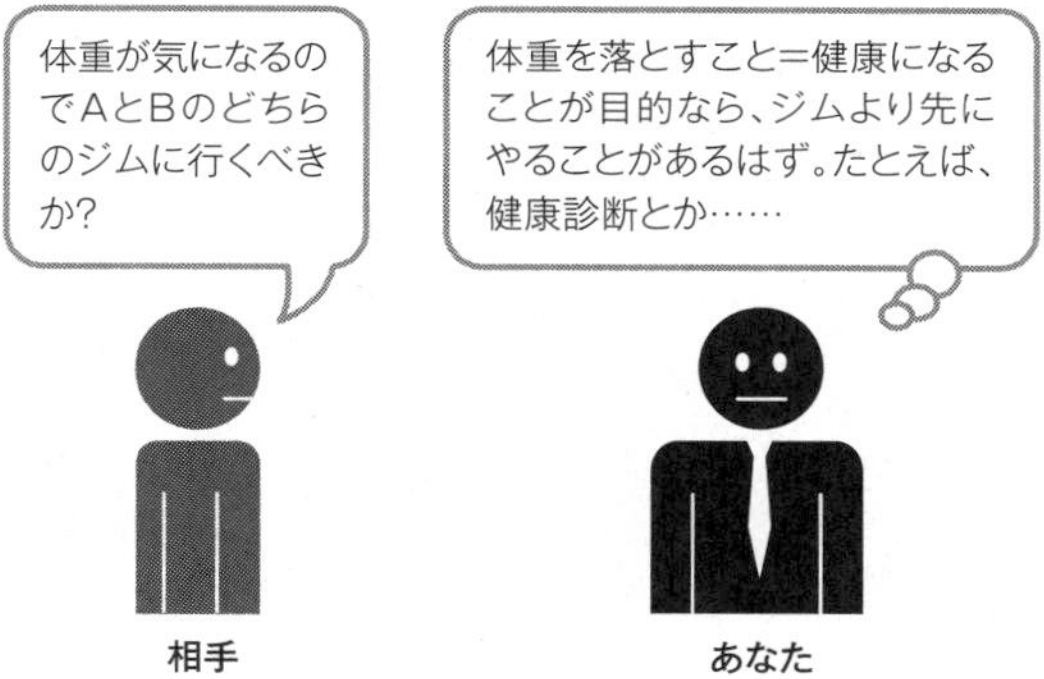
体重が気になるのでAとBのどちらのジムに行くべきか？
体重を落とすこと＝健康になることが目的なら、ジムより先にやることがあるはず。たとえば、健康診断とか……
相手
あなた

することで、感情コントロールの回路が次第にできあがってくるのです。

7.「真の問題」か「疑似問題」かを分ける

あなたが思い悩み、感情を乱している問題は、はたして本当に悩むべき問題なのでしょうか？　以前、私が必要以上に上司の顔色を窺っていた話も、悩まなくてもいいところで悩んでいたわけです。

人は得てして、本当の問題ではないことに心を砕いてしまいがちです。本当の問題らしく見えて、そのじつ取り組むべき問題ではないものを、あえてここでは「疑似問題」と呼びます。

じつは本来の意味での「疑似問題」とは、問いの仮定や前提が間違っているため、答えがそもそも存在しない問題を言います。たとえば、「ウサギの角は何本あるか?」という問いは、ウサギには角がないので意味がありません。このように前提がそもそも間違っている問題を、「疑似問題」と呼びます。

しかし、ここではそこまで厳密な意味ではなく、「いかにも問題に思えるけれども、本質的な問題ではない」という意味で使っています。その意味での「疑似問題」が、今の世の中には溢れているのです。

たとえば「ダイエットしたいのだけどAとBのどちらのジムがいいか」という問いが、あったとしましょう。しかし、これは本質的な問いでしょうか? ダイエットしたい、すなわちその目的は「体重を落としたい」、もっと言えば「健康になりたい」ということでしょう。そうすると、本当に大事な問題は「健康になるためには何をすればいいか?」ということです。すると、その解答は、人間ドックで徹底的に見てもらうことであったり、食事に気を使うことであるかもしれません。

日常の仕事の中でも、疑似問題に惑わされることがあります。企画書をつくるのに、やたらに体裁にこだわる人がいます。パワーポイントで、何枚もチャートをつくり込んでしまいます。

しかし本当に大事なのは体裁ではなく、企画の内容です。ところがきれいに図解して、何ページかのボリュームが必要だと考えてしまう。内容より形にこだわってしまう。結構ありがちだと思いませんか？

これも一種の疑似問題と言えるかもしれません。本来エネルギーを割かなくていいことに割いてしまう。それによって悩んだり感情的になってしまう。

疑似問題か、それとも真の問題かを見極め、分けるにはどうすればいいでしょうか？ それは前にも挙げた、仕事の目的をしっかり持つこと。それに照らし合わせることで、その問題が本当の問題であるかどうかが分かるはずです。

Point

真の問題を見極める分解思考で今やるべき仕事に集中できる

Part 4

自分の本当の生かし方が見えてくる!

ネガティブ感情も仕事の成果につなげる実践テクニック

Part4
12
ネガティブな感情が湧き起こったときの対処法

この章では、前章で紹介したフレームワークを基本にしながら、感情をコントロールし、最高に効率のいい働き方を手に入れる上で必要不可欠な、自己分析術を解説していきます。具体的には、自分の中のバイアスやビリーフシステムを、ロジカルに認識する手法となります。

まず感情コントロールの大前提として、自分が抱いた感情をしっかり受け止めて認識することが重要です。感情コントロールとはネガティブな感情を抑圧したり、湧き起こらないようにするということではありません。

本来、人間の感情に善し悪しはありません。前にも解説したように、それらはさまざまな状況や環境に対応するために備わった人間の本能的な反応です。とくに「恐れ」や「不安」などの感情は危険を察知し、それを回避するという、自己保存のために大切な反応なのです。さらに**感情があるからこそ、私たちは人間として豊かな人生を送ることができます。ネガティブ感情も含めて、生き生きとした感情を押し殺さずに受け止め、認識することが大切**なのです。

喜んだり悲しんだり、怒ったり落ち込んだり……。それらの感情を生き生きと味わったなら、その感情を流してやりましょう。そして次の感情を迎え入れるのです。感情はつねにさまざまに変化し、流れているからこそ、私たちの精神は健康を保てるのだと言えます。問題はこれらの感情に固執し続けること。あるいはあえて無視してその感情を抑圧し、フタをしてしまうこと。いずれも本来流れ去っていくべき感情が、いつまでも心の中に滞留し、よくない澱《おり》となってたまっていきます。

滞留する水がやがて腐ってしまうのと一緒です。とくに恐れや不安、怒り、嫉妬や憎しみなどのネガティブな感情を、持ち続けるのはよくありません。

■できる人ほど感情のキャッチ&リリースがうまい

心の中に滞留させないためには、今の感情に固執せずに、次の感情の流れを迎えること。そのための第一歩が、自分の感情を客観的に把握することです。

たとえば、今あなたが怒りを覚えているとしましょう。そんなときに、あなたは「あ、今の自分はかなり怒っているな」と怒りの感情を認めてあげるのです。感情はつねに主人にその存在を知られたがっている寂しがり屋だと思ってください。

「お前の存在はちゃんと分かっているよ」と認めてあげるのです。すると、その感情は安心して、喜んで流れ去っていってくれます。その感情を否定したり、無視したりすると、彼らは主人に認めてもらうため、いつまでたっても居座り続けるのです。無意識の領域に隠れたり、時には「不安」を「怒り」に転化するなど、自分の姿を変えて出現します。

たとえば、失恋して悲しいとき、無理にそれを抑えるのではなく、悲しみを認めた上で、まずは思い切り悲しみに浸る。その感情をしっかり味わい尽くし、昇華させるのです。時には、同じような境遇の主人公を描いた映画やDVDを鑑賞して、思い切り泣くのも一つの方法です。

私の知っている優秀なビジネスパーソンやエグゼクティブは、感情を殺すのではなく、喜怒哀楽を素直に表していました。それが、むしろ親しみやすい人間性を感じさせ、周囲の人を惹きつけるのです。

彼らはネガティブな部分も含めて自分自身を許している。時には怒ったり落ち込んだりすることもありますが、その感情をダラダラと引きずりません。感情をパーッと発散させているようにも見えます。常に前に進み、次の課題に向かっていく――。そのおおらかさや爽やかさが、明るいオーラのようになって、人も仕事も自然に寄ってくる。

感情コントロールとは、ネガティブな部分を抑圧するのでも殺すのでもありません。あらゆる感情を受け止めながら、流してやる。あるいは強い「悲しみ」のように、味わい尽くし、昇華させるのです。この絶妙なキャッチ&リリースが感情コントロールの真髄だと言えます。

Point

仕事の効率を下げるネガティブな感情は押し殺すのではなく、しっかり味わい尽くす

Part1

13

感情が乱れる「トリガーポイント」を知っておく

次に大事なのは、Part2でお話しした「心の偏り」をしっかり認識することです。誰でも多かれ少なかれ心の偏りを持っています。それは偏見や先入観などの「バイアス」であったり、幼い頃の教育で、知らずに身についた考え方や価値観といった「ビリーフシステム」だったりします。

まずは自分自身を見つめて、自分の「心の偏り」を知ることです。それによって何か感情が湧き起こった際、「あ、また自分の心の偏りが出ているな」とか、「いつもの自分の思考のクセが出ているな」と、一歩引いて冷静になれるのです。

自分の心の偏りを知るためには、どんなことにこだわっているか？ どんな言葉に反応するか？ いわゆる「トリガーポイント」を知ることが、手っ取り早いでしょう。トリガーとは「引き金」という意味です。

たとえばある人は「約束を破ること」に対して、強い嫌悪感を感じるとしましょう。その背景には、幼い頃に両親に「約束を破ってはいけません」と、強く教育されてきたということがあるかもしれません。

こういう人は、自分が約束を破らないことを信条にしている分、他者が約束を破ると怒りや嫌悪といったネガティブな感情を抱きがちです。この人にとって「約束を破る」ということが、感情を沸き立たせる「トリガーポイント」になるのです。

自分のトリガーポイントを知るチェックテスト

もうお気づきの読者もいると思いますが、トリガーポイントとはビリーフシステムの裏返しなのです。自分がこれまで身につけてきた思考パターンや価値基準などが、そのままトリガーポイントになります。

もし、自分があらかじめその傾向を知っていたら、感情に走ってしまうことを未然に防ぐことができます。

110ページのビリーフシステム判断シートで、あらためて自分のトリガーポイ

あなたのビリーフシステム＆トリガーポイント判断シート

1. この世の中で大切なのは＿＿＿＿＿だ

2. 人間関係で大切なのは＿＿＿＿＿だ

3. 生きていく上で大切なのは＿＿＿＿だ

4. 一番やってはいけないのは＿＿＿＿することだ

5. 一番恥ずかしいのは＿＿＿＿することだ

6. 家族とは＿＿＿＿＿である

7. 結婚とは＿＿＿＿＿である

8. 仕事で大切なのは＿＿＿＿＿することだ

9. 仕事で一番やってはいけないのは＿＿＿＿＿することだ

10. 人生で価値あるものは＿＿＿＿＿だ

11. 一番許せないのは＿＿＿＿＿する人間だ

12. 一番楽しいのは＿＿＿＿＿しているときだ

13. 一番辛いのは＿＿＿＿＿しているときだ

空欄を埋めていくことで、あなたのビリーフシステムであり、感情が乱されるトリガーポイントを自覚できるようになる

ント、心の偏りを調べてみましょう。シートの中のアンダーラインの部分に、自分が素直に感じていること、考えていることを書いてみてください。

すべて書き入れた上で、自分でもう一度その内容を読んでみましょう。「人間関係で大切なのは～～だ」「一番やってはいけないのは～～である」「一番恥ずかしいことは～～することだ」など、自分の信条や考え方が自ずと見えてくると思います。

自分のこだわり、気がつかなかった思考のクセも含めて、客観的に把握していることは、とても大事なことです。仕事でもプライベートでも、相手に対して何かしら感情が湧き起こったとき、「あ、なるほど、いま感じている感情は、自分のトリガーポイントに引っかかったからだな」と冷静に判断することができるようになります。それを知るだけでも、相手の言動に対して、感情的になることがグンと少なくなります。

Point

自分のトリガーポイントを把握することで冷静な判断が可能になる

Part4

14 4つのアウトプット手法で、冷静な自分を取り戻す

自分を知るという意味では、自分の気持ちや感情を紙に書き出すことも有効な方法です。書くことで自分と自分の気持ちを対象化し、自分が抱いている感情に対して、一定の距離を置くことができるようになるからです。

一番簡単な方法は自分の感情や悩みを、とにかく書き出すこと。何か心に引っかかるもの、モヤモヤしたもの、何でも構いません。箇条書きにして、とにかく思いつくままに書き出すのです。

これを私は「スッキリスト」と名づけています。悩みやモヤモヤは、書き出して視覚化するだけでかなり解消されます。文章を書くのが苦手だという人も、まずスッキリストに挑戦してみてください。

その他、紙に書き出す方法は、以下で示すようにいくつかやり方があります。私

自身は、時と場合に応じてこれらのどれかを、あるいは複数を組み合わせて、実践しています。すると、自分の感情の動きが手に取るように分かります。紙に書くことで対象化でき、それを客観的に分析することで、冷静になれるのです。おかげで、若い頃はかなり感情が激しかった私ですが、今では随分丸くなったと思っています。

それでは、以下で具体的な方法を紹介しましょう。

①感情を冷静に分析できる「ロジカル分析ノート」

A4判のノートを使います。見開きの左側のページに日付と出来事を書きます。たとえば「今日、上司から『頼んだ仕事までできていないのか?』と叱られた」と書き出します。

続いてその下に、その際に感じた感情を書きます。「ひどいと思う!」「腹が立った」「悲しかった」……。

感情を書き終わったら、なぜ自分は「ひどい!」と感じたのか? なぜ「悲しい」と感じたのかを、さらにその下に書き出していきましょう。

「自分の仕事を間際にこっちに振っておきながら、あの言い方はひどい」「私だって一生懸命やっているのに分かってもらえず悲しい」など。

さらにそれらについて「なぜ、そう感じるのか？」と、さらなる原因を詰めていきましょう。すると「自分を評価してくれない上司に対する怒りと落胆がある」「そう感じる背後には、認めてもらえない不安があるのでは」「このままでは自分の評価は下がる。すると昇格もなくなるのではないかという心配が不安を呼び、それが怒りに変わったのでは」というように、単なる怒りではなく、さまざまな感情が絡んでいると、自己分析ができるのです。

「So what?（だから何？）」「Why so?（それは、なぜ？）」で自問する

自己分析で詰めていくのに有効なのが「So what?（だから何？）」「Why so?（それは、なぜ？）」の2つのフレーズです。

これはマッキンゼー流の問題解決法で、自問自答を繰り返すことでロジック（論理）を、より緻密で強固なものに昇華させるものです。

ロジカル分析ノート

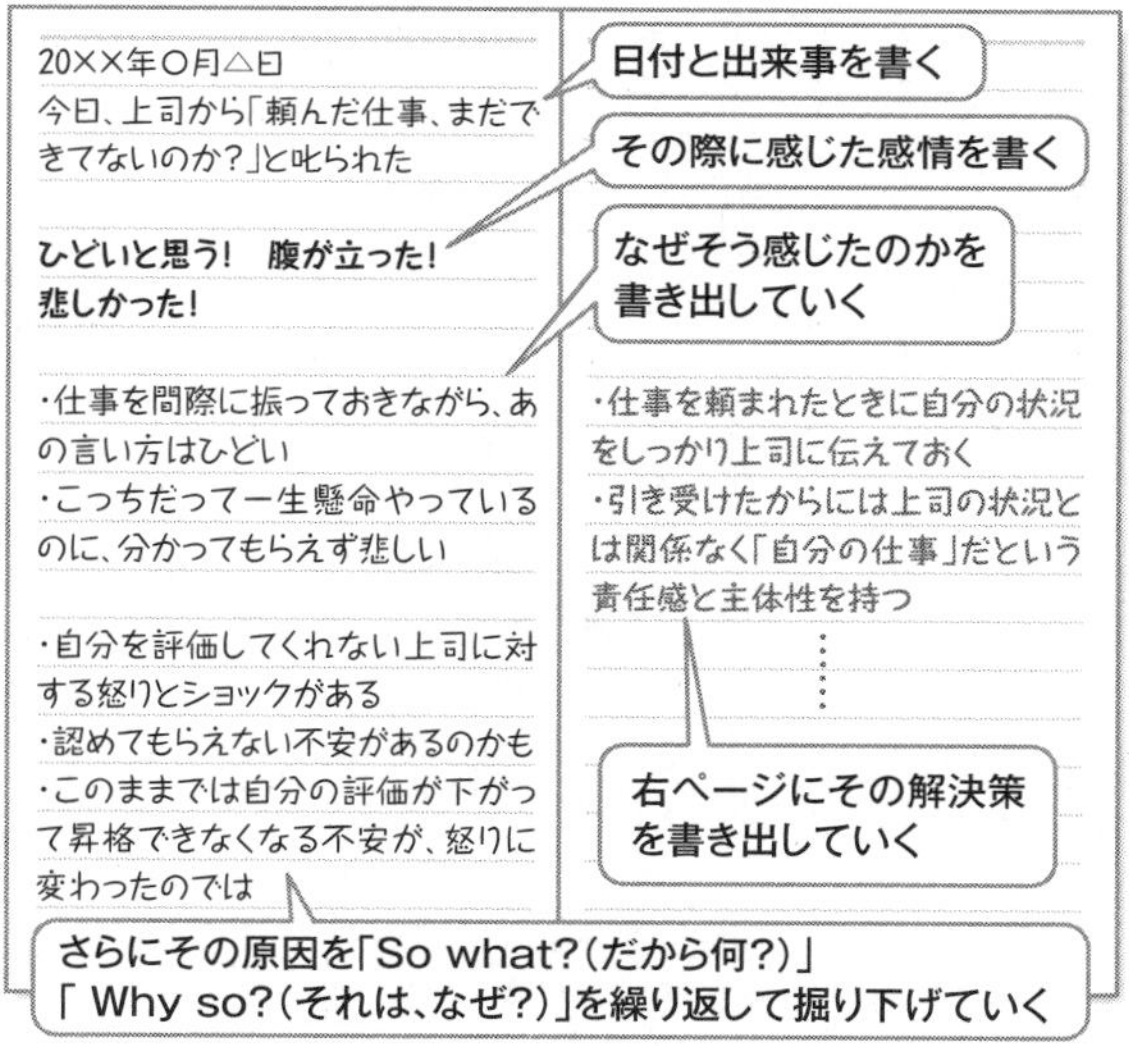
20××年○月△日
今日、上司から「頼んだ仕事、まだできてないのか?」と叱られた
日付と出来事を書く
ひどいと思う!　腹が立った!
悲しかった!
その際に感じた感情を書く
なぜそう感じたのかを
書き出していく
・仕事を間際に振っておきながら、あの言い方はひどい
・こっちだって一生懸命やっているのに、分かってもらえず悲しい
・自分を評価してくれない上司に対する怒りとショックがある
・認めてもらえない不安があるのかも
・このままでは自分の評価が下がって昇格できなくなる不安が、怒りに変わったのでは
・仕事を頼まれたときに自分の状況をしっかり上司に伝えておく
・引き受けたからには上司の状況とは関係なく「自分の仕事」だという責任感と主体性を持つ
右ページにその解決策
を書き出していく
さらにその原因を「So what?（だから何?）」
「 Why so?（それは、なぜ?）」を繰り返して掘り下げていく

たとえば、「営業によって新規顧客を獲得しなければならない」という問題が提起されたとします。「So what?（だから何?）」と問うことで「新規顧客獲得によって販売利益を得るため」だということが明らかになり、さらに「Why so?（それは、なぜ?）」と問うことで、「販売利益を上げることで社全体の利益を上げるため」ということが、明らかになります。

ここで「社全体の利益を

上げることが最終的な目的ならば、他に方法や改善点はないか？」という、より本質的な課題に行き着くことができるのです。

ロジカル分析ノートの左側のページで、自己分析がある程度できたら、この「So what?（だから何？）」「Why so?（それは、なぜ？）」を駆使して、今度はその解決策を右ページに書き出していきましょう。「仕事を頼まれたときに自分の状況をしっかり上司に伝えておく」「引き受けたからには上司の状況とは関係なく、『自分の仕事』だという責任感と主体性を持つ」などと、思いつくままに書き出します。

職場や仕事の現場で、ふだん感じるさまざまな感情を書き出して、その理由を探るだけでなく、その解決策を考える。これは感情を感情として処理するのではなく、解決すべき問題として変換する訓練でもあります。

視覚化することで、自分の感情の内面が分かります。また、その解釈や解決策もロジカルに導き出すことができます。それらを書き出すことで、自分自身の感情と問題解決の大切な記録にもなります。後から読み返すだけで、感情コントロールの実践的なガイドにもなるでしょう。

②心の垢をスッキリ落とす「クリアリング・ノート」

ロジカル分析ノートは、あくまでもロジカル思考によって、感情を解決可能な問題に変換するというやり方でした。このクリアリング・ノートはロジカルというより、もう少し感情をそのまま扱うやり方です。

まずノートの左側のページに、自分の感じた感情だけをとにかくひたすら書き出します。「今日は電車内に横暴な乗客がいて腹が立った」「会社に着いたら上司がいつものように仏頂面で新聞を読んでいてロクに挨拶もせず、頭にきた！」「部下が自分に報告もなしに勝手にクライアントと会って仕事を進めている。何を考えているのか！」など、ネガティブな言葉も含めて、とにかく思ったこと感じたことを、そのまま書き出すのです。つまり、感情をノートに転写するのです。

その際、私は黒い色のペンを使って書き出します。黒ペンで感情にまかせて書いた後は、いったんそのノートを伏せ、お茶などを飲んだり、深呼吸をしたりして気持ちを落ち着かせること。直後は感情的になっていますから、まずそれを鎮めることが大事です。このブレークがとても大切。

ある程度心を落ち着かせたら、再びページを開きます。そして何も書いていない右ページを使います。先ほどは感情にまかせたネガティブな自分であったのに対し、今度は冷静で客観的で、時に慈愛に満ちた「賢者」の自分が書き込むのです。先ほどの怒りや悲しみにまみれたネガティブな自分に対して、賢者の自分が冷静に事実を見極め、アドバイスするのです。

「会社に着いたら上司がいつものように仏頂面で新聞を読んでいてロクに挨拶もせず、頭にきた!」

↓「仏頂面の上司は、もうずっとあの表情なので仕方がない。積極的に挨拶を続けていけば、いつか上司の顔も和らぎ、挨拶をしっかり返してくれるでしょう」

「部下が自分に報告もなしに勝手にクライアントと会って仕事を進めている。何を考えているのか!」

↓「なんでも上司に報告し、いちいちやり方を問う若い社員が多い中、ある意味、

クリアリング・ノート

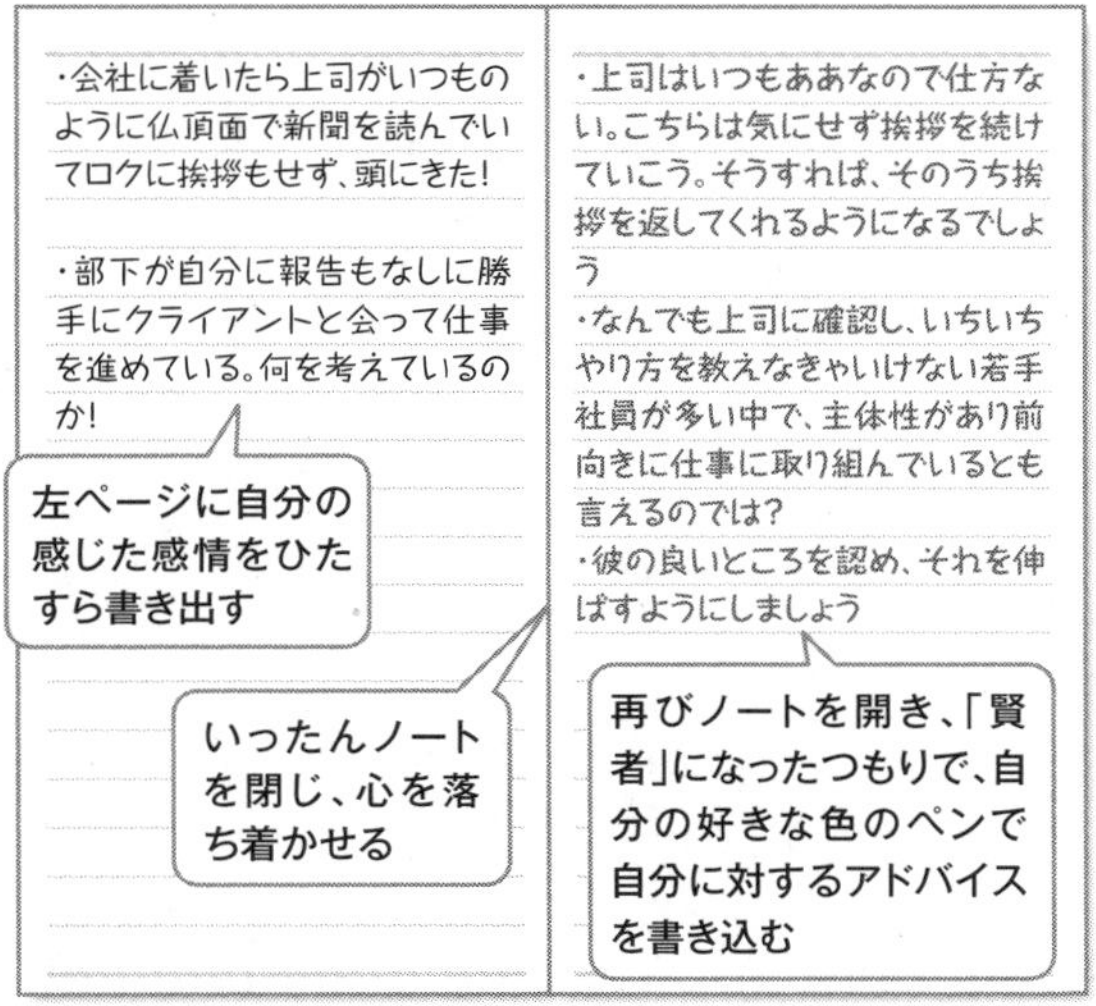
・会社に着いたら上司がいつものように仏頂面で新聞を読んでいてロクに挨拶もせず、頭にきた!
・部下が自分に報告もなしに勝手にクライアントと会って仕事を進めている。何を考えているのか!
左ページに自分の感じた感情をひたすら書き出す
いったんノートを閉じ、心を落ち着かせる
・上司はいつもああなので仕方ない。こちらは気にせず挨拶を続けていこう。そうすれば、そのうち挨拶を返してくれるようになるでしょう
・なんでも上司に確認し、いちいちやり方を教えなきゃいけない若手社員が多い中で、主体性があり前向きに仕事に取り組んでいるとも言えるのでは?
・彼の良いところを認め、それを伸ばすようにしましょう
再びノートを開き、「賢者」になったつもりで、自分の好きな色のペンで自分に対するアドバイスを書き込む

主体性があり、前向きに仕事に取り組んでいると解釈できます」

「彼の良いところを認め、それを伸ばすようにしましょう。あなたが怒っているのは自分がないがしろにされたという上司としての立場やプライドといった狭い了見からかもしれませんよ」

あたかも、自分がコンサルタントやアドバイザーになったつもりで、書き出すことがポイント。この際、ペンの色

を変えましょう。赤でも青でもいいのですが、自分の一番好きな色がいいと思います。ちなみに私は、ピンク色のペンを使っています。

これは1人2役を演じることに、大きな意味があります。1人は感情にまかせた子どものような自分であり、もう1人は、冷静に相手の気持ちも考える大人の自分です。その両者を演じ、書き出すことで、自分の中の2つの面を意識すると同時に、子どもの自分をなだめる大人の自分の回路をつくることになり、感情コントロール力をアップさせることができるのです。

③どうにも収まらない気持ちを落ち着かせる「感情浄化の儀式」

時には、感情が嵐のように逆巻いて、冷静になるのが難しいことがあります。その感情を無理に抑えようとしても、抑圧されたエネルギーが形を変えて噴出します。すると、精神のバランスがおかしくなったり、頭痛や肩こりなどの肉体的な変調となって表れます。

激しい感情は無理に抑えず、むしろ面と向かってその感情を受け止め、昇華させせること。それにはある種の「儀式」を行うことも有効です。

お勧めの方法はこうです。まず感情を書きつける紙を用意します。私の場合は、燃えやすい薄い紙で、しかも強度もそこそこある和紙を使っています。感情にまかせて思い切りその紙に書きなぐるため、強度がないと破れてしまうからです。多少値は張りますが、この際、そんなことでケチらない。その紙に、自分の感情を、それこそ書き殴るのです。

「ちくしょー!」「バカヤロー!」……。ふだんは使わないような激しい罵詈雑言《ばりぞうごん》、汚い言葉も気にしません。ただし、その紙は自分の負のエネルギーで満ち満ちています。絶対にそのまま手元に置いていてはいけません。

どうするか? その汚い言葉で溢れた紙を丸めて、台所のシンクなどの中で、灰皿の上に置いて、ライターで火をつけ、その場で一気に燃やしてしまうのです。そして灰をトイレに流してしまいます。

自分の汚い言葉と感情が、紙がメラメラと燃えるのと一緒に燃えていく。火というのは一種、神秘的な力があります。炎を見るだけでも何か浄化されますし、汚い言葉と感情がすっかり燃え、灰になって消えてしまう光景は象徴的です。悪いエネルギーがまさに煙になって天に上るように、昇華されてスッキリするのです。

激しい感情、ネガティブな感情に取り憑《つ》かれ、どうしようもなくなってしまったら試してみてください。ただし、くれぐれも火に注意を。もし自宅に庭や空き地など広いスペースがあるのなら、外でやることをお勧めします。台所のシンクが小さめであれば、シュレッダーにかけてしまってもいいでしょう。

④狭くなった視野を広げてくれる「ジャーナリング」

これは自分の視点を変えたり視野を広げるために行うやり方です。あるテーマについて時間を決めて書き続けます。「もし自分が〜だったら」「もし自分が〜をしたら」というように仮定を立て、自分ならどうするかということを箇条書きで書き出していくのです。就寝前の5分間など短時間でいいので書くことに集中してください。

たとえば、「もし、自分があと1年しか生きられないとしたら」という問題を設定したとして、思いつくことをとにかく何でも書き出してみましょう。

「自分の現在ある貯金で好きなことをして全部使い切る」
「自分のこれまでの歩みを文章にまとめてみる」
「好きな人に思い切って告白する」
「趣味に没頭する」
「世界旅行に出かけて好きな場所を巡る」……ｅｔｃ.

何でもいいので書き出してみるのです。このような重いテーマでなくても「もしあなたが課長の立場だったら、どんな部下が好ましいか？」「もし、突然リストラを宣告されたら、まず何をするか？」「突然、社運をかけたプロジェクトをまかされたらどうするか？」……。

さまざまに「ｉｆ」を設定することで、それまで自分が考えもしなかった状況を想定したり、自分がふだん気がつかない問題を発見することが可能になります。

また、いつもは対立していたり、嫌いだと思っているような人の考え方を想像することにも使えます。たとえば、「もし、自分があの上司の立場だったら、どう考えるか？」というような仮定を立てることで、ふだんはあまり考えもしない上司の気持ちを想像するきっかけにもなります。

相手の気持ちを想像することで、これまでのように感情をかき乱さず、冷静に対応することができるようになるはずです。

■イメージ法で集中力とモチベーションをアップする

直接的な感情の乱れとは違うかもしれませんが、どうも集中できないとか、モチベーションが上がらないという時期があります。このような場合には「イメージ法」を実践してみるといいでしょう。

これは1日3回、朝・昼・夜（就寝前）に、それぞれ1分間でいいので、**自分が大きな目標を達成した姿や情景をアリアリとイメージするのです。そのときの自分の表情や言動、周囲の人たちの反応、そして周りの光景、場合によっては音やにおいまでも具体的にイメージするのです。**

イメージの力というのは、私たちが想像する以上に強力です。明確にそのシーンを思い浮かべることができたら、無意識が働き出します。すると自分では予期しなかったことが起きて、そのイメージを実現させる方向に流れが向かっていくのです。

私自身の体験からいっても、イメージを明確に持つことで、思ってもみなかった幸運な偶然が起こり、物事がトントン拍子に進むという状況を、何度も体験したことがあります。

ちなみに、未来のイメージを思い描く際、目線を右上に向けると、より想像力が働くようになります。というのも、私たちは過去のことを思い出すときには、無意識に目線を左上に投げかけ、未来のことを思い描くときには、目線を右上に投げるということが、脳科学的にも明らかになっているからです。

これは、左右の脳の働きの違いによるところが大きいと言われています。これを逆手に取って、目線を右上に意図的に向けることで、イメージ力をより高めることが可能になるのです。

Point

自分の感情を上手にアウトプットして集中力とモチベーションを取り戻す

Part4

15 感情コントロールを仕事の成果につなげる4ステップ

ここまで感情コントロールの実践と、そのポイントを見てきました。ここであらためて、これらのポイントを押さえながら、感情が湧き起こってきたときに、どう対処すべきか、その手順をおさらいしましょう。この章の内容はもちろんPart2、Part3で触れた考え方やフレームワークも入れて、感情コントロールの手順の総ざらいです。

Step1 自分の感情を認め、客観的に把握する

まず最初は、自分の感情を客観的に把握すること。感情に善い悪いも価値の上下もありません。喜怒哀楽や恨み、憎しみなど、その時々の感情をまずは受け止め、

認識し、場合によってはしっかり味わうことが大事です。

とくにネガティブな感情は、そもそも自分の中に存在するのを認めることに抵抗を感じるかもしれません。しかし、ここでごまかしたり見ないようにするのではなく、「あぁ、自分は今、かなり怒っているな」「そうか、あいつに嫉妬しているんだな」と客観的に自分の感情を把握し、その存在を認識すること。

場合によっては、紙に書き出してみましょう。感情のざわめきに耳を傾け、その声を聞き取るようにして書き出すのです。文字として視覚化することで意識が鮮明になり、より自分の心を分析する力が増していくでしょう。

Step2　その感情が生まれた真の原因を分析する

自分の感情がどういうものかを認識したら、今度はそれがどうして生まれたのかを、分析してみましょう。怒りの感情は何が引き金になったのか？　もしかするとその怒りの背後には「不安」や「恐れ」のような感情が隠されているかもしれません。

感情のもつれ合った糸をほぐすには、その感情が湧き起こった理由を、マッキンゼー流の「So what?（だから何？）」「Why so?（それは、なぜ？）」を繰り返すことで突き詰めていくのです。

やはりここでも、紙に書き出してみることが有効です。「もしかすると、その怒りは自分よりも成績が良く、上司の覚えもいいことに対する嫉妬が根本原因かもしれない」とか、「上司の自分に対する評価が低いと将来、自分の居場所がなくなるのではないかという不安が背景にあるかもしれない」などと、思考をさらに深めていくのです。

Step3 感情を「課題」に変換する

感情が生じる原因がある程度明らかになった段階で、その感情を「悩み」にしてしまうのではなく、解決できる、あるいは解決すべき「課題」に変えます。そのための前段階として、状況をロジカルに分析する必要があります。

たとえば、自分の仕事上のミスを上司に責められて「怒り」を感じた例を取り上げてみましょう。じつはその怒りは自分に対する評価が低くなること（不安）、それによって居場所がなくなるのではないか（恐れ）、という感情が背後にあることが分かりました。

ここでさらに思考を深めるために、Ｐａｒｔ３で触れた「分ける」思考が有効になります。まず自分がミスしたり、上司に注意されたことに対して、今さら「ああすればよかった」「どうしてあんなことをしてしまったのか？」とウジウジ悩んでも仕方ありません。

同じミスを二度としでかさないように改善策を講じることは必要ですが、過ぎた過去を変えることはできない。これは「コントロール不可能な問題」であり、心を煩わせるだけ無駄な問題です。

同じように「上司の評価が低くなってしまうのではないか？」という不安に対しては、「自他の問題の分離」で、評価はあくまで上司が行うことで、今の段階では自分のコントロールが不可能な問題になってきていると判断できます。

次に、「居場所がなくなるのではないか」という恐れを、分析してみましょう。上司の評価が悪かったとして、たしかに、将来的にその部からは外されるかもしれません。しかし、社の中で上司は彼だけでもないし、新たな部署のほうが自分に合っている可能性もあります。まして、即座に解雇を宣告されるような種類の問題ではない、と理解できます。

今の上司の評価が多少低くなったからといって、すべてを失うと考えるのは、過剰反応だということが理解できるでしょう。

すると、上司に対して漠然と抱いていた「怒り」の根本原因の「不安」も「恐れ」も、ほとんど根拠が薄かったり、過剰反応であることが分かります。

Step4 課題の解決策を導き出し、実行する

さらにロジカルに思考を深め、今後の上司との関係性を高めるための、高次の「課題」を想定してみましょう。

そもそも、上司にミスを注意され、不安や恐れを抱いてしまうというのはどういうことでしょうか？　その根本には、上司と自分の「関係の質」の低さという大前提があるのです。

本来、お互いが信頼関係にあり、創造的な関係性を築けているのならば、上司の不用意なひと言ぐらいで、不安になったり恐れたりしないはずです。上司のほうも、一方的にミスを咎《とが》めたり、非難する言葉を投げかけるのではなく、どうしたら今後ミスが出ないか？　合理的で生産的な問いを投げかけてくるでしょう。

ミスしたほうもそれを受けて、いかに今後ミスを減らせるか、前向きで生産的な改善策を考えるはずです。

そのようなコミュニケーションに至らないというのは、そもそも「関係の質が悪いから」なのです。それこそが根本原因だと考えられます。

信頼関係を築いて、創造的なコミュニケーションができる高次の関係性を築くこと――。これこそが、このケースにおける「真の課題」だと考えられます。

ちなみに「関係の質」はＰａｒｔ５で詳しく解説しますが、ここではとりあえず「お互いの個性を尊重し、価値観を共有する関係」を築くことを目標にします。

そのために何が必要になるか？　少なくともお互いの個性を知り、尊重し合わなければなりません。まず自分から相手である上司を理解しようとする姿勢が大事になります。

その上で、課題として「週1回は上司と昼食を食べに行くようにする」「上司の行動を観察し、上司の感情の動きと表情や言動の関係を分析する」「上司の心の偏り、ビリーフシステムを解読する」といったことを挙げ、それぞれを実行に移していくのです。

最高に効率のいい働き方を実践するためにも、湧き起こる感情を受け止め、それをマッキンゼー流のロジカルな思考やフレームワークで分析し、解決すべき課題にする。課題になってしまえば、もはや半分は解決できたも同然です。

そのための具体的な方法を、この章では紹介しました。次の章では、さらに対人関係と組織の感情コントロールの技術の細かなスキルについて見ていきましょう。

Point

マッキンゼー流のフレームワークを駆使せよ。
解決すべき課題が見えてきたらゴールは近い!

Part 5

“関係”が変われば
パフォーマンスも上がる！

組織・チームとして
最高に効率的な働き方

Part5
16 やってはいけないコミュニケーションとは？

前章では、最高に効率のいい働き方をする上で、自己の感情コントロール、つまり、自分の感情とどう向き合い、自らの課題を解決していくかがテーマでした。この章ではそれを踏まえて、実際の仕事の現場でどのように他者や組織と関係を築くかについて触れてみたいと思います。

自己の感情コントロールから、他者に対するアプローチという段階へ。その中でどのように感情コントロールを実践していくか。その具体的な方法を解説していきましょう。

上手に感情をコントロールすることができる人は、上手に他者とコミュニケーションができる人です。他者とのコミュニケーションがうまくいかなければ、ストレスになり、感情が乱れがちになります。

一方、コミュニケーション力が高く、多くの人と良好な関係を築ける人は、当然ストレスが少なく、感情も安定しやすくなります。

まず、コミュニケーションの基本は、相手を受け入れるということです。**その際に勘違いしがちなのが、正しい結論を導くのがコミュニケーションだと思ってしまうこと。**

Aさん「嫌な上司がいてね。昨日も細かいことをグダグダ注意するのよ」

B君「注意してくれる上司こそ自分のためになるはずだよ。細かいことが大切かもしれないし」

Aさん「それはそうかもしれないけど……」

B君「自分から改めなければ、いい関係は築けないよ」

B君が言っていることは正論ですが、正論を語り、解決策を探ることがコミュニケーションとは限りません。Aさんはたんに B君に自分の気持ちに、共感してほしいと思っているだけかもしれません。

早急に結論を出す目的の会議などは別にして、日常会話であってもビジネス会話であっても、解決策を求めているより、まずは話を聞いてほしいという場合が、圧倒的に多いと思います。「それは大変だね」とか、「気持ちはよく分かるよ」と、まず相手に共感を示し、受け入れる。

人間は誰しも承認欲求があります。コミュニケーションの基本は、相手の承認欲求を満たすこと。正論や解決策を主張するのではなく、相手に共感することです。

ただし、これがなかなか難しい。真面目な人ほど、つい正論を語ってしまいがちです。また、何とか解決策を提示しなければ、と思い込んでしまう。悪気はないのですが、つい先走ってしまうのです。

もう一つ、相手より自分が上であることを示したい、という意識の強い人がやりがちなのが「マウンティング」です。相手を支配下に置きたいという潜在的な意識がある人は、相手を否定することで自分が優位に立とうとするのです。

自分が否定されることを望む人などいないでしょう。相手がマウントしてくるのを、「はい、そうですか」と受け入れる人もいないはずです。たいていの場合は「そんなこと言われても」「そういうあなたこそ……」と反発されます。良いコミュニケーションも人間関係もつくることが難しくなります。

相手が心を開く「傾聴」のコツ

相手に共感し、承認欲求を満たすために重要なのが「**傾聴**」です。相手の言葉をしっかり聞くこと。「なるほど、それで?」「で、どうなったの?」と、相手がどんどん話すように、促すことが大切です。

頭ごなしに否定するのはもちろんNGですが、あたかも評論家のように、相手をジャッジするのもNGです。話し始めた途端に「それは間違っている」とか、「それはこうすべき」などとジャッジされたら、相手はそれ以上話す気がしなくなります。「相手をジャッジメントしない」というのが傾聴のための必須条件です。判断しない、ニュートラルな状態で相手の話を聞く。「この人はジャッジしない」と分かると、人は安心して話をすることができます。そして聞いてくれる人を信頼し、好感を持つでしょう。

相手の気持ちや行動は、つねに自分の気持ちや、行動の反映だと思って間違いありません。しっかり相手の気持ちを聞けば、今度は相手が自分を受け入れてくれるものです。そして、こちらの話を、相手が傾聴してくれるでしょう。

それだけではありません。傾聴で相手の話を聞いているうちに、相手の価値観や思考パターンが見えてきます。バイアスやビリーフシステムなども、分かるようになる。どういう言葉を相手が嫌がるか、逆にどういう言葉がけをすると喜ぶかも、分かるようになります。

傾聴によって相手は信頼感を持ち、心を開いてくれる。それによって相手もこちらの話を聞いてくれる。さらに価値観や思考パターンを知ることで、相手の嫌がる言動を避け、喜ぶ言動を取ることができるようになる――。

傾聴とは一見地味で受け身な行為に思えますが、それによって得られるものはとても大きいのです。

■「受容」することで相手の自己肯定感は高まる

傾聴し、共感することで、相手の承認欲求を満たす。同時に、相手の価値観を知

「傾聴」「共感」「受容」の３段階

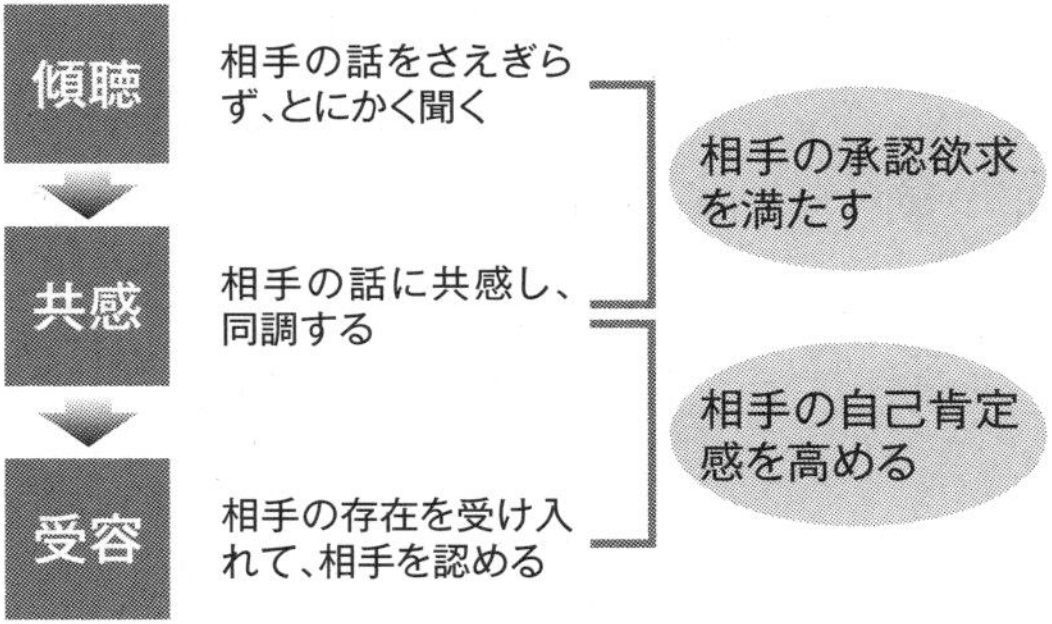
傾聴
相手の話をさえぎらず、とにかく聞く
共感
相手の話に共感し、同調する
受容
相手の存在を受け入れて、相手を認める
相手の承認欲求を満たす
相手の自己肯定感を高める

り、それを「受容」することで、関係はさらに深く、強くなります。相手の価値観を認め、受け入れる。

「傾聴」と「共感」が相手の「自己承認欲求」を満たすなら、「受容」は相手の「自己肯定感」を高めます。相手にとって、その人自身の価値観を認め、受け入れてくれるということは、その人の存在そのものを受け入れてくれている、という絶対的な安心感と信頼感につながっていきます。

同時に、それは相手の自己受容感、自己肯定感を高める作用もあるのです。

じつは**相手を受け入れ、相手の自己肯定感を高めることができる人は、自らも自己肯定感が高い人**だということが分かっています。ありのままの自分を受け入れることができるからこそ、他者も受け入れることができる。

逆に自己肯定感が低く、自分を受け入れることができていない人は、他者を受け入れることも難しい。

自分の中で許せない部分があると、それを他者に投影して攻撃したり、相手より優位に立とうという心理からマウンティングしようとしたり……。相手を否定しようとする力が働いてしまうのです。

結局、コミュニケーションや対人関係の根本にも、この自己肯定感の有無が関わっているのです。

Point 相手の承認欲求を満たしながら傾聴することで、コミュニケーション力が高まる

Part5
17
相手にネガティブなことを伝えるときは

では、自己肯定感が低い人は、良い関係を築くことができないのでしょうか？そんなことはありません。とにかく相手の話を傾聴し、相手の気持ちに共感してみましょう。

まず相手を知り、理解しようとすること。相手はあなたに好感を持ってくれるはずです。その上で、相手に対して肯定メッセージを投げかけるようにしましょう。「それはいいね」「よく分かりますよ」「面白いですね」「楽しそうですね」「きっと成功するよ」……。

その際、ちょっとしたコツがあります。**マイナスの言葉を避けるために、「ダ行言葉」を使わないようにする**のです。

「だって……」「だけど……」「だから……」「でも……」「どうせ……」といったダ

「ダ行言葉」は言い換える

<ダ行言葉>		<こう正す>
・「だって〜だから」	➡	「もしかすると、こうすれば〜できる」
・「だから〜なんだ」	➡	「じつは〜かもしれないね」
・「だけど〜だろう」	➡	「そうか、そういう見方もあるな」
・「でも〜でしょう」	➡	「なるほど、たとえば〜」
・「どうせ〜だろう」	➡	「意外に〜かもしれない」
・「どのみち〜だって」	➡	「こうすれば、もしかして〜かも」

行で始まる接続詞は否定的な言葉が後に続きます。ダ行ではありませんが、「しかし」「それはそうだけど」「そうは言うけど」といった否定的な接続フレーズも同じです。これらの言葉を意識して使わないようにすれば、必然的に否定的な言葉が出なくなります。

「ありがとう」という感謝の言葉を使うのも効果的です。関西では「ありがとう」を比較的たくさん使います。関東では「すみません」が多いように感じます。意識して「ありがとう」「ありがとうございます」を使うように心がける。

相手に対して感謝する。感謝の気持ちを表すということは、コミュニケーションを円滑にするために大変有効です。

コミュニケーションが良くなれば当然、人間関係の質を高めることができます。関係の質が高まればお互い信頼し合い、安心できる関係を築くことができる。必然的に、感情も安定した状態を保つことができるのです。

「YOUメッセージ」から「Iメッセージ」へ

会話の中では、時に相手に対してネガティブなことも、伝えなければならない場合があります。このとき不用意な言葉を使うと、関係は一気に険悪になってしまいます。逆に、言い回し一つで、上手に自分の気持ちを伝えることができます。

そこで役に立つのが「Iメッセージ」です。コミュニケーションが上手な人は「Iメッセージ」を多用します。逆に下手な人は「Youメッセージ」を使うことが多いのです。

たとえば、相手からキツい言葉を投げかけられたとき、「なんでそんなひどいことを言うのですか！」と相手を責めるのが「Youメッセージ」です。責められた

「Ｉメッセージ」で相手に伝える

「Youメッセージ」		「Iメッセージ」
「そんなこと言うなんてひどい」	➡	「私はあなたの言葉で傷つきました」
「なんでそんなこともできないの」	➡	「私は期待していたのだが、難しかっただろうか?」
「どうして時間に遅れたんだ」	➡	「私はあなたに何かあったのではないかと、とても心配しましたよ」
「なぜ頼んだことをしてくれないのか」	➡	「私はとても残念な気持ちになりました」

ほうは「それはキミが約束を守らないからだ!」と、同じく「Ｙｏｕメッセージ」で返してくるでしょう。相手を主語にして相手のことを責めたり非難するのです。こうなるともはやケンカ腰で決定的な対立関係になってしまいます。

これを「Ｉメッセージ」に変えてみると、こうなります。

「そういうことを言われて、私はとても悲しく感じました」「私はとても傷つきました」……。主語を自分に変えて、自分がどう感じたか、どんな状況になったかを伝えるのです。

相手を直接非難したり責めるのではなく、自分の気持ちを伝えることで相手に理解してもらうように促すのです。

「ちょっと私はショックを受けました」

「かなり落ち込みました」

「とても寂しい気持ちになりました」

……etc.

などと「Iメッセージ」で言われれば、相手も「そうか、自分の言動でこんなふうに感じさせてしまったのか……」と冷静に反省することができます。

「Youメッセージ」は無意識に、悪いのはあなたであり、あなたが変わるべきだと伝えているのです。

ただし、そう言われて素直に自分を変える人は少ないでしょう。むしろ反発し、頑なに拒絶反応を起こすのが関の山です。

それに対して「Iメッセージ」は、相手を変えようという意図は伝わりません。抵抗感なく、こちらの言葉を受け取ってもらうことができます。相手は素直に自分の行動を反省し、変わる可能性があるのです。

「先取り言葉」で自分の気持ちを上手に伝える

「Iメッセージ」以外にも、上手に自分の意思を伝える便利な言い回しがいくつかあります。私がよく使うのは「○○さんはそんなつもりではないと思いますが……」という言い回しです。

前にお話ししたマウンティングしてくる上司に対しても使った記憶があります。「○○さんはそんなつもりは全然ないと思いますが、さっきの言葉はなんだか責められているようで、正直ちょっと怖かったです」

相手が自分を責めてきたと感じたときに、この言い回しを使うのです。すると相手は「いや、そんなつもりではないんだけどね……」と少し冷静に自分を振り返るようになります。ちょっと冗談ぽく言えるようになると、むしろ上司も「それは悪かった」と笑いながら返してきて、場が和んだりしました。

同じような便利な言い回しがいくつかあります。

「こちらの勘違いだったらごめんなさい。私はこう受け取ったのですが……」

「こう言うとまた怒られるかもしれないのですが……」

「おかしな人間だと思われるかもしれませんが……」

このような表現は、相手の気持ちを先回りして言うことで、相手を冷静にさせる効果があります。いきなり自分の考えを言う前に、相手の気持ちを先取りする。「先取り言葉」はかなり効果的です。

気をつけなければいけないのは、あまり作為的になりすぎないこと。たとえば「ここだけの話だけれど……」「あなたを信用しているから話すのだけど……」というようなフレーズがあります。

本当に率直な気持ちから出た言葉であればよいのですが、相手を操作しようという意図が前面に出てしまう人がいます。そういう人は逆に「あやしいな」「何かありそうだな」と警戒心を抱かれてしまうので逆効果です。

Point
気持ちの伝え方を工夫すれば
コミュニケーションの質が変わる

Part5

18

組織のモチベーションを高めるチームマネジメントの鉄則

対人の感情コントロールからさらに範囲を広げて、チームマネジメントのための感情コントロールの技術について紹介しましょう。

読者の中には部下やチームを持ち、組織をまとめなければならない立場の人も多いのではないでしょうか?

個人の感情コントロールも大事ですが、組織として、チームとしての感情コントロールの技術も必要になります。そこで組織のモチベーションを上げ、前向きでありながら冷静で、感情的にならない組織の感情コントロールの技術のポイントを見ていきたいと思います。

まずチームで仕事を進める際に発生するのが、上司から部下へのデリゲーション(委任)です。仕事の頼み方一つで仕事の成果も、部下やスタッフの感情コントロールの成否も決まってしまいます。

仕事を依頼する際に不可欠なのが依頼する理由、依頼する仕事のゴール（完成形）や具体的な成果物、期限、使えるソース（人的、金銭的、情報的な資源）、進捗状況報告といったルールなどをしっかり伝えることです。

これがあいまいだと部下やメンバーは混乱し、不安に陥ってしまいます。メンバーの感情は乱れ、結果として成果も上がりません。

なかでも、組織の感情を上手にコントロールするために最も大切なのが、仕事のゴールを明確に示すことであり、成果物がどのようなものかをメンバーに伝え、共有することです。じつはこのゴールがあいまいなまま仕事を依頼する上司が意外に多いのです。

ゴールイメージが明確でないまま、メンバーに仕事をデリゲーションし、スタッフのアウトプットを見ながらイメージを固めていく人が時々います。

たとえば販促企画を出すようにと頼むのはいいのですが、消費者向けの企画なのか、販売チャネル向けの企画なのかはっきりせずに、「とりあえず10本ほど企画を出してよ」などと大雑把に依頼します。

部下はあいまいなまま、とりあえず消費者向けから販売チャネル向けまで幅広く企画を考える。とにかくたくさん出させておいて、だんだんゴールを絞り込んでいく。

部下としては最初から仕事のゴールをしっかり設定し、絞り込んでもらえれば負担はずっと軽くなります。

成果物ができてから「やはりこれじゃなかった」と振り出しに戻す上司がいますが、これは最悪のパターンでしょう。

このようなリーダーのもとでは部下やスタッフは安心して仕事ができません。今やっている仕事も結局無駄になるのではないか？　そういう不安の中で仕事に集中できず、感情的にも乱れてしまいます。当然、チームの雰囲気も悪くなっていくでしょう。

ゴールイメージ、成果物のイメージを明確にし、共有すること。その上で期限やソース、ルールをきっちり決めることで、部下やスタッフは感情的に安定して仕事に集中することが可能になります。

組織の感情コントロールで欠かせない「聞き分ける」技術

組織の感情コントロールで次に大事なのが、すでに触れた「傾聴力」です。相手の話を聞くこと。とくに組織においてはリーダーは部下やスタッフの話をよく聞く力が求められます。

あの上司は話をよく聞いてくれるという意識が芽生えれば、それだけでチームの雰囲気はよくなるはずです。

部下やスタッフの話をよく聞く上司は部下の信頼を得られるだけでなく、彼らの性格、特性、能力、コンディションをより正確に把握することができます。それは組織マネジメントの有力な情報となり、的確な判断と対応、指示のための材料になるでしょう。

部下の話を聞く際に注意する点として、Ｐａｒｔ３で触れた「事実と意見」「問題と感情」を分けることが重要になります。

「クライアントはA案ではなくB案を望んでいるようです」と部下が報告してきた

場合、それが本当にクライアントが望んでいることなのか、それとも部下の見解なのかをしっかり確認する必要があります。

あるいは「先方の営業部のAさんは気難しくて近寄りがたい人ですね」と誰かが言ったとして、Aさんが本当に気難しい人で近寄りがたい人なのか、あるいはそう言っている本人の感情的な問題なのか、しっかり分けて考える必要があります。

スタッフによっては報告の内容を自ら「事実」と「意見」に分けて話す人、つねにそれを混同して話しがちな人がいると思います。

その傾向を事前に知っておくことも大事。その意味でもふだんから相手の話をよく聞くことが求められます。

Point

仕事の頼み方も重要。
ゴールイメージを明確にし、しっかり「聞き分ける」

Part5 19 「ヒト」ではなく「コト」にフォーカスせよ！

何か問題が起きたとき、得てしてやってしまいがちなのが、「ヒト」を責めてしまうことです。「なんでキミはこんな失敗をしてしまったのか？」「どうして○○君は私に報告しないのか？」……ｅｔｃ．

養命酒製造㈱の「東京で働くビジネスパーソンの疲れの実態に関する調査２０１７」によると、疲れが倍増する上司のセリフとして、１位が「常識でしょ」、２位が「そんなこともできないの？」となっています。

いずれも個人を責める言葉ですが、言われたほうはダメージが大きく、疲れが倍増してモチベーションを一気に下げてしまいます。

部下やスタッフに注意をするときは、**「ヒト」ではなく「コト」にフォーカスすべき**です。失敗した個人にフォーカスするのではなく、なぜ、そのような「コト」が起きてしまったかに集中するのです。

「どうしてこんなことになってしまうのか？　一緒に考えてみよう。それによっていい方法が見つかるかもしれないよ」

「罪を憎んで人を憎まず」ではないですが、「失敗を憎んで人を憎まず」ということでしょうか。人を憎んでしまうと、その人物を否定することにつながります。しかし失敗という「コト」を問題視し、それを何とかしようとするならば、人物否定にはつながりません。

■「We」を使ってチーム全体で問題を共有化する

組織やチームで新たな課題に取り組むときや、何か問題が起きたとき、どうすればいいかを考える際に大事なのが、「I」ではなく「We」を使うということです。

「私たちとしては、この先どういう方向で仕事を進めるべきだろうか？」

「今回、このようなミスが起きたけれど、私たちのチームとして、どう対処すべきだと思う？」

「I」ではなく「We」を主語にする

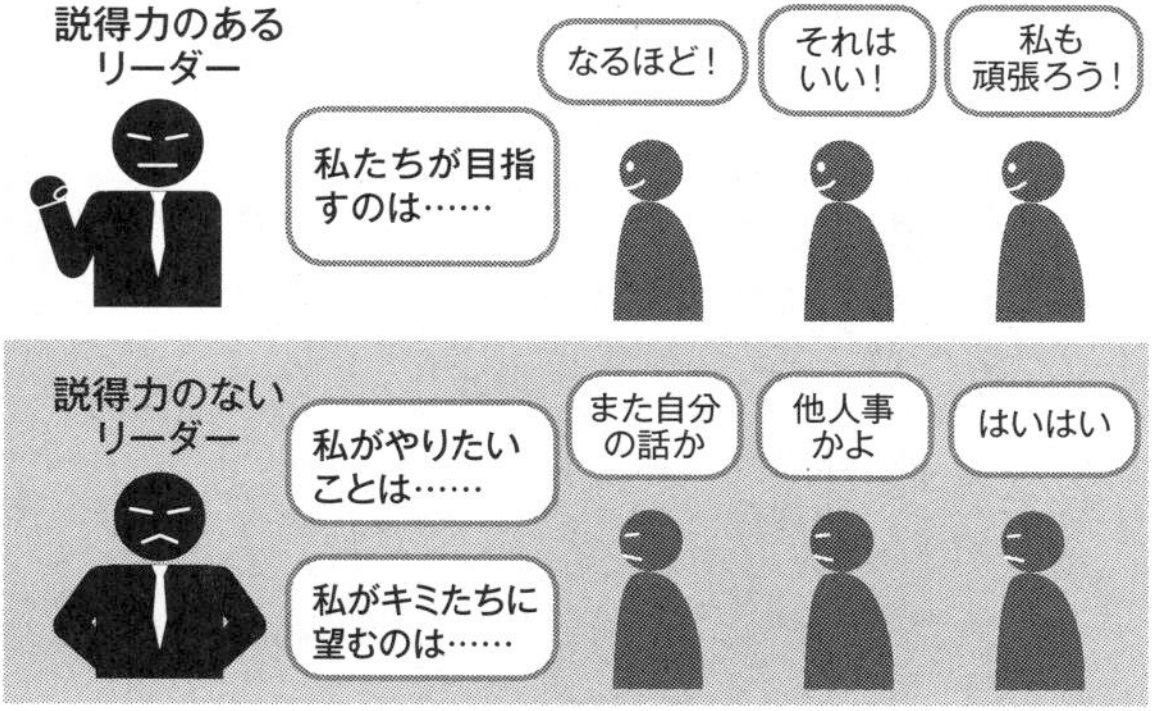
説得力のあるリーダー
私たちが目指すのは……
なるほど！
それはいい！
私も頑張ろう！
説得力のないリーダー
私がやりたいことは……
私がキミたちに望むのは……
また自分の話か
他人事かよ
はいはい

「私たち」「チームとして」というように**主語を「We」にすることで、チームの感情も鼓舞され、チーム全体の問題意識として共有することができます**。これはチーム意識を高め、目の前の問題を他人事ではなく、メンバー全員が「自分事」として受け止めるために必要なことでもあります。

同時に「We」を多用することで、先ほどの個人的なミスを、個人の問題ではなくチーム全体の問題として受け止める習慣をつけるのです。この思考が習慣化されれば、他のメンバーに責任を負わせたり、個人攻撃に走ったりする悪習もなくなるでしょう。

失敗やミスは誰かを批判する材料にす

るのか、あるいはチーム全体の教訓として学びの材料にするのかで、チームの雰囲気も能力も格段に差が開きます。前者は組織としての感情は非常に後ろ向きでネガティブであるのに対し、後者ではメンバー全員が前向きでポジティブ、アグレッシブな気持ちを持つことができるようになります。

このようになると、自然に組織の関係の質がより高次なものに変わっていきます。お互いが不信と競争の関係から、共感と信頼感、そして協力関係へと進化していくのです。

チームの関係の質が高くなると、思考の質が変わってきます。「失敗すると非難される」「誰かが成果を上げると自分の立場が危うくなる」というような後ろ向きの思考から、「こうすればより生産性が上がる」「みんなで協力し合って良い結果を出そう」という前向きで生産的な思考に変わっていくのです。

関係の質が変わり、思考の質が変われば当然、行動もアグレッシブなものに変わっていきます。どんどんチャレンジしていくようになるのです。すると成果の質も当然良くなっていく。成果が上がれば、達成感と成功体験から関係性がより良くなります。つまり、チームの感情をうまくコントロールすることが組織としての成

組織の成功循環モデル

グッドサイクル

①互いに尊重し、一緒に考える（関係）
②気づきがあり、良いアイデアが出る（思考）
③自発的に行動する（行動）
④成果が出る（結果）
⑤信頼関係が高まる（関係）

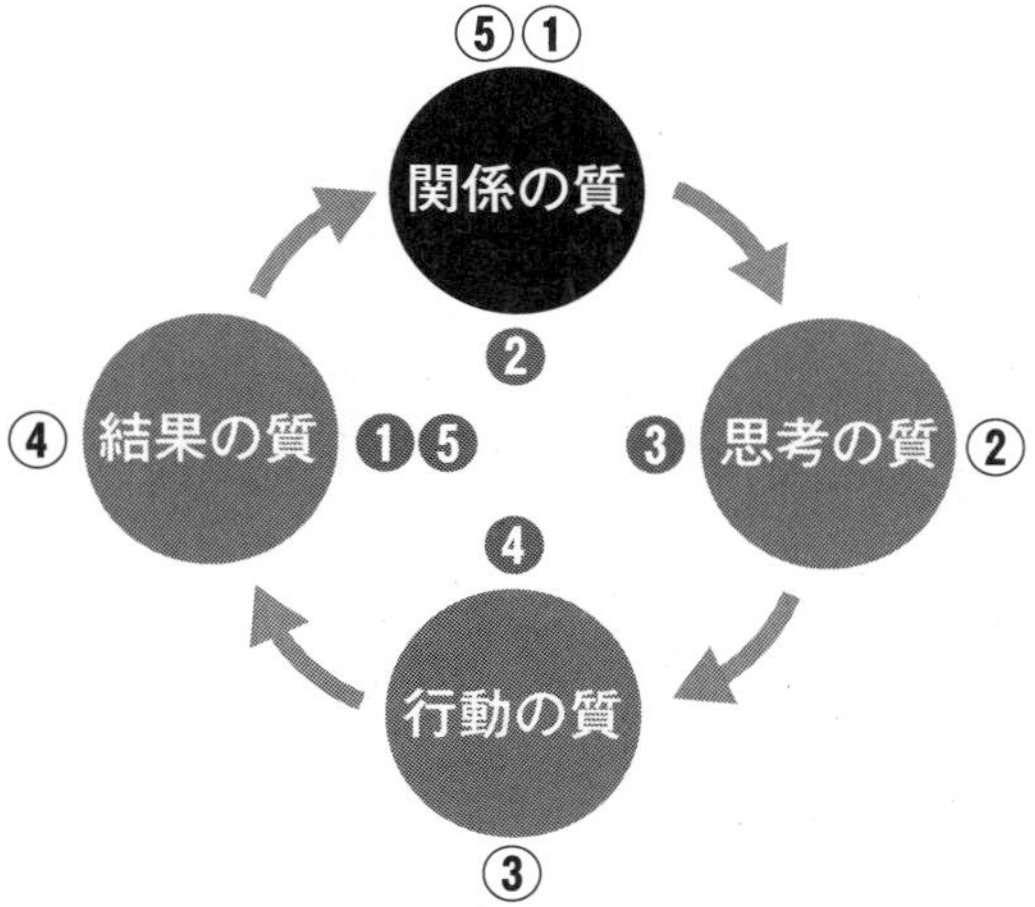

バッドサイクル

❶成果が上がらない（結果）
❷対立し、押しつける（関係）
❸面白くない、受け身になる（思考）
❹積極的に行動しない（行動）
❺さらに成果が出ない（結果）

マサチューセッツ工科大学ダニエル・キム教授提唱理論

功のカギとなるのです。

私はコンサルティングの際、このことをよく植物にたとえてお話しします。植物を育てるときに、目に見える葉の部分ばかりをケアしても、土の中にある根に水をあげなければ、大きく成長しません。優秀な庭師は、根に水を与えることにフォーカスします。チームビルディング（チームづくり）も同じで、目に見えない根の部分をしっかりケアすることがなにより重要。それが、感情コントロールによって関係の質を高めることなのです。

このような組織の成功循環モデルが157ページの図です。

Point

ミスの取り組み一つで
チームの成長が大きく変わる

Part5

20 生産性の高いチームを作るための「心理的安全性」

組織の感情コントロールにおいて、最後に最も大切なポイントを指摘しておきましょう。組織の感情を高め、良いものにするために必要なもの、それはズバリ「使命感」、すなわち「ミッション」です。

組織やチームが仕事をする上で、たんに自分たちの組織の利益を追求するというだけではなく、じつはそれがより高次の役割や使命を担っているという意識が大切です。

「自分たちの仕事によって地域社会に貢献する」とか、「私たちのサービスによって高齢者層の助けになる」とか、「この仕事が多くの人たちの教養を高めるために必要だ」というような社会的な意義づけ、意味づけが大きいのです。

人は社会的な動物であるがゆえに、**自分の利益だけを追求しているうちは、決し**

て自信も生まれず、喜びや安らかな感情を抱くことはできません。誰かの役に立っている、使命を帯びていると思えるからこそ仕事が喜びになり、楽しみや満足感、安心感を得ることができるのです。

組織やチームを引っ張っていく立場の人間は、自分たちの使命、ミッションがどういうものかを明確にメンバーに意識させることが必要です。たとえば、それらを書き出してオフィスの壁に貼っておく、毎日会議などでそれを唱えたりして、共通認識にしておく。

使命やミッションが明確でしっかりメンバーに浸透していることが、そのチームの関係の質や思考の質、行動や成果物の質を上げるために、重要なのです。

■グーグルがたどり着いた最強のチーム力とは?

関係の質を高めることがチームの生産性を高める。これはグーグルのチームビルディングの実例を見ても明らかです。

実際にグーグルが生産性の高いチームを調べたところ、各分野のスペシャリストや有能な人間ばかりを集めても、必ずしも最強のチームにはならないこと、そして、生産性の高いチームが低いチームと比べて如実に違っていたのが関係の質の高さだった、というのです。

これはたんにチーム内が仲良しだということではありません。一緒に食事をするとか仕事以外の時間を共有するとか、そういうことではないのです。

それぞれ個性や主張はバラバラでも、お互いが共通に目指している目標や価値観が一緒であること。そして、たとえ相性が良くなかったとしても、お互い尊重し、リスペクトし合える関係であること。こういうことが基本になっているのです。

自己肯定感という視点で言うならば、それぞれのメンバーが自己肯定感が高く、そのため自己に対する信頼があると同時に、他者も受け入れ、認めることができる関係と言っていいと思います。深いところでの信頼感で結びついている関係ですね。

そのような関係、組織の最大の特徴は何か？　少し難しい言葉になりますが「心理的安全性」が確保されているということなのです。

この組織では自分を素直に表現しても否定されず、受け入れてもらえる。本音を語っても足を引っ張られたりしない……。そんな安心感があるからこそ、自由に自分の意見を言い、能力を発揮できるのです。

このような関係性が確保できれば当然、精神的にも非常に良好な環境になります。人間関係のゴタゴタや仕事上での抑圧なども少なく、感情が乱れることも少なくなるでしょう。

組織のエネルギーを浪費することもないので、当然パフォーマンスが上がり、生産性も上がるのです。

このように、組織の感情コントロールには、組織のマネジメント、チームビルディングが密接に関係していることが分かると思います。良いチームビルディングが個人と組織の感情コントロールを促す。それによって関係の質が上がり、チーム全体として仕事の効率が上がる。このようなプラスのスパイラルになれば、個人も組織もその力をさらに発揮することができるのです。

Point
「使命感＝ミッション」こそが、チームマネジメントの根幹を成す

Part 6

とっさのトラブルも
これで乗り越えられる！

エネルギーの消耗を防ぐ心と体の習慣

Part6

21

仕事力アップの近道は“真似ること”

Part4と5で、効率のいい働き方をする上で欠かせない感情コントロールのロジカルな手法を解説しました。言うなれば、効率のいい働き方を実践するための本筋であり、骨格のようなものです。Part6ではそれ以外の感情コントロールの細かいテクニック、日常的に使えるちょっとしたコツを、取り上げてみましょう。

本筋も大切ですが、意外にそこから外れたものが、大きな効果を発揮することはよくあることです。また、じつは重要な意味を持っていることもあります。

早速その第一弾として、メンターの大切さをお話しします。

あなたの周りで尊敬できる人、自分の師として仰ぎたい人物がいるでしょうか？

「自分の周りには尊敬できる人間など一人もいないよ」。そんな声も聞こえてきそうです。でも本当にそうなのでしょうか？

どんな職場であれ一人や二人、学ぶべきものを持っている人物がいるはずです。

私の場合、ありがたいことに優秀な人物や尊敬できる人物が周りに多かったのです。その人たち全員を直接の師として学んだわけではありません。ただ、彼ら彼女らの良い面を見よう見真似で、勝手に学ばせてもらったことはたくさんあります。

周りに学ぶべき人など見当たらないという人は、もしかすると自分の中の目標設定が明確でないのかもしれません。目標や目指す方向性が明確なら、自ずと周囲を見る目が変わってくるはずです。

トップ営業マンになるという目標があるならば当然、社内のトップ営業マンの仕事の仕方が参考になるでしょうし、組織マネジメントを学びたいという問題意識があれば、上司でも役員でも、あるいは社外でも参考になる人、学ぶべき人がいるものです。

■“メンターの仕事ぶりをよく見る”ことの重要性

メンターと呼ばれるような存在が、成長のためには不可欠です。仕事のノウハウを学ぶ意味でも、生き方や考え方の模範という意味でも、メンターがいるのといないのとでは違います。

とくに仕事ができて、明るい雰囲気とエネルギーに満ち、多くの人に慕われている人物が身近に存在したら、ぜひ近づくことをお勧めします。そういう人物は仕事のスキルはもちろんですが、感情コントロールなどメンタル的な部分でも、学ぶべきものをたくさん持っています。

とくに直接教えを請うことができなくても、近くでその人の仕事の仕方を見て、その人の言動を真似するだけでもいいのです。良いオーラの持ち主の近くにいると、自分もそれに感化されていきます。じつは最近の脳科学の研究でも、そのことが裏づけられています。

見ているだけでミラーニューロンが活性化する

Ｐａｒｔ２の「情動感染」のところでミラーニューロンという神経細胞についてお話ししました。Ｐａｒｔ２では怒りの感情の伝染という悪い例でしたが、このミラーニューロンの働きを利用して、良い結果を導くこともできるのです。

ミラーニューロンによって目の前の人物がコップを持ったり、ボールを投げたりする行為を見ているだけで、自分もその行為をしているのと同じように、脳内の神経細胞が活動します。

つまり、模範としたい人物の行動を近くで見ているだけで、自然にその人の行動パターンが、脳内に再現されるわけです。ですから、自分が師として仰ぎたい人物、学びたい人物がいたら、とにかく近くに行くことです。

そして、できるだけその人の行動や行為をその目で追いましょう。

見ているだけでミラーニューロンが勝手に働いて、その人の言動や行動を自然に自分の体験として感じることができるのです。

学びの対象にするのは必ずしもメンターのような年長者と限りません。場合によっては志を同じくする仲間だったり、まったく別の業界や世界の人だったり……。意欲があり、明るく前向きで建設的な人物であれば、必ずや良い刺激をもらえることでしょう。

■プロの力を借りるという選択肢も

メンターとしてプロのコーチやカウンセラーにお願いするという手もあります。

実際、私も何人かプロの人に相談に乗ってもらっています。

とくにプロの場合、専門の訓練を受けているので、こちらの話を聞き、受け止めてくれます。自分の話を聞いてもらうだけで、ずいぶん気持ちが楽になりスッキリします。こちらの話を否定せず、受け止めて共感してくれるので、自信を失っているときなどは力と勇気をもらうことができます。

私などはこういう仕事をしているので、一見、自信がありそうに見えるようです。じつは結構ヘコんだり、自信を失って落ち込んだりしがちな人間です。極端な話、私が100回「もうダメです」とネガティブなことを話しても、プロのメンターたちは「大丈夫ですよ」と101回言ってくれます。とにかく励ます役に徹してくれる。だからこそプロであり、ありがたい存在なのです。

本当に信頼できる親友がいるならば、いろいろ話を聞いてもらうという手はあると思います。ただし、友達はその道のプロではありませんから、徹底的に励ましてくれるわけではありません。時には「それは違うよ」とか、「そんな考え方じゃダメよ」と否定的なことも言うでしょう。

こちらの話を聞き役に徹して受け入れるだけでは、友達関係としても辛くなってしまう。「なんで一方的に話を聞かなきゃならないのか」と、せっかくの友達関係もギクシャクしてしまう可能性があります。

だからこそ、割り切ってプロにお願いする。**30分、1時間でいくらという対価を払う価値は十分にある**と考えています。

Point

メンターの仕事ぶりをよく見て、
時にその言動を真似てみる

Part6

22 どんな状況でもポジティブに転換できる人の発想法

ＰＭＡ（Positive Mental Attitude）とは、いわゆるポジティブシンキングのことですが、このＰＭＡこそが、豊かに人生を送る奥義であり、感情コントロールの一番のキモでもあります。

何かの出来事に関して善し悪しの区別をつけるのは、その人の解釈です。たとえば財布を落としてしまったというのは、一見すると悪いことだけのような気がします。しかし、それによって「自分の中の悪い厄を落とせた」と考えられたとしたら、それは必ずしも悪いことではなくなります。

極端な例かもしれませんが、つまり物事自体は、いかようにも解釈できるということ。どんな悪いことも、考え方や見方を変えれば良い部分が出てくる。実際、仕事や人生でのピンチも、後から振り返ってみると学びのチャンスだったり、転機の兆しであったりすることが多いのです。

失敗は学びと成長のきっかけであり、ピンチはむしろチャンスである――。そう考えると、物事に善し悪しの絶対的な基準はないことが分かるでしょう。いたずらに恐れることなく、前向きに生きることで、人生はいかようにでもなり得るのです。

仕事ができ、明るく前向きで、多くの人に好かれる魅力的な人物は、例外なくPMAがしっかりできあがっている人です。

■PMAと感情コントロールの深い関係とは?

このPMAと感情コントロールは、強い相関関係があります。感情コントロールとは感情を押し殺すことではなく、感情を上手に生かすこと。繰り返し述べてきたように、喜怒哀楽の感情それ自体に善し悪しはありません。怒りや悲しみ、憎しみといったネガティブ感情も、人間の大事な感情の一つです。

ネガティブ感情をそのままずっと引きずっていては、心の病になってしまいますが、逆にこれらを押し殺し、感じなくしようとすることもまた同じです。むしろそれらを認識することで、自分という人間を、より理解するきっかけになるはずです。

あらゆる感情を受け止め、一歩引いて客観的に自己分析する。そして前にもお話ししましたが、それらの感情を引きずることなく「流してやる」こと、昇華させることが、感情コントロールの大事なポイントです。

PMA、つまりポジティブシンキングができている人ほど、ネガティブ感情に対してニュートラルに向き合うことができます。ありのままを受け入れる。それに価値判断を加えずに、客観的な事実として認識することができるのです。

PMAができていない人は、ネガティブ感情に過剰に引きずられるか、あるいは逆にそこから目を逸らしてしまう。どちらにしろ、極端な態度になってしまうのです。上手に感情コントロールをするためには、PMAが必要不可欠な要素であるということなのです。

Point

ネガティブな状況を客観視し、プラスの面を見るように意識する

Part6

23 常にニュートラルな自分を保つ9つのTips

ＰＭＡを働かせ、感情コントロール力をつけるためには、どうすればいいのでしょうか？　じつは日常の習慣や行動を少し変えることでＰＭＡを働かせ、感情コントロール力を高めることができます。

私自身が日常的に実践している方法を中心に、以下で９つのＴｉｐｓ（ヒント）を紹介します。

Tips1　笑顔の自分を演出する

有名な実験で、鉛筆を口にくわえて漫画を読むというものがあります。一つのグループは鉛筆を横にくわえて漫画を読む。もう一方は鉛筆のお尻のほうを自分に向けて、縦にくわえて漫画を読むのです。横にくわえると口が開いて口角が上がり、いわゆる笑ったときの表情になります。縦にくわえたほうは口がとんがります。どちらが漫画を楽しく感じたでしょうか？　断然、鉛筆を横にくわえ、笑顔に近い表情をつくったグループでした。人間は楽しいから笑顔になるのではなく、笑顔になるから楽しくなる――。私たちは通常、楽しかったり面白かったりしたら笑顔になると思っています。でも、じつは逆もあるというわけです。

その後もたくさんの実験や研究が加えられ、今や感情が表情や体の行動を引き起こすだけでなく、このような体の変化も感情を引き起こすということが常識になっています。

私自身、できるだけ笑顔でいることを心がけています。仕事に行く前、人と会うとき、できるだけ鏡を見て表情に気をつけます。日によっては不愉快なことがあったり、時間に追われていたり、顔がつい険しくなっていることがあります。鏡を見て反省し、あえて笑顔をつくります。

笑顔をつくれば自然に楽しくウキウキしてくるし、前向きになることができます。気がつくと口がへの字になっていませんか？　みなさんもいま、その場で口角上げをやってみてください。なんだかちょっと楽しい気分になった気がしませんか？

口角を上げるだけで、気持ちが明るく前向きになるのです。

Tips2 体の動かし方で気分を変える

表情はもちろんですが、体の動かし方一つで気分を変えることができます。人は楽しいことや嬉しいことがあると、自然に体が動きます。バンザイをしたり飛び跳ねたり……。体の動きが感情をつくるということなら、先に楽しいときの動きをすれば気分もそれにつられて楽しくなります。

実際、体の動きと感情は密接につながっています。せっかちな人は、動きも落ち着きがありません。とくに都会暮らしの人たちは歩き方が速く、全体にバタバタしている印象があります。

あえて動きをゆっくりにしてみましょう。歩くリズムを意図的に変えてみる。ゆっくり歩くことで、これまで見えなかった景色が見える。あたふたと過ごしていたときには見えてこなかったものに、気づくことができるものです。

その点、ヨガや太極拳、日本舞踊などの動きは、感情を落ち着ける動きとして、理にかなっています。どうも仕事で忙しく、いつもせわしない日々を送っていると思う人は、このようなエクササイズや習い事を始めてみるのも一つの方法です。

逆に、気分が落ち込んでいるときは、歩く速度を速めてみましょう。手足を伸ばし、体全体の動きも少しオーバーなくらいに大きくしてみます。バンザイをしてみたり、飛び跳ねてみましょう。それだけでも気分が明るくなります。

姿勢も大切です。歩くときも座っているときも、背筋を伸ばしましょう。肩を落として目線が下がっていると、それだけで気分が落ち込むことが、身体心理学の研究で分かっています。目線と口角を上げ、テンポを上げて歩くだけで、落ち込んだ気分が解消されていきます。

Tips3 徹底的に休む

感情と体は密接に結びついています。それだけに感情コントロールの大敵が「疲れ」だということは、すでに何度か述べてきました。体の疲れは心の疲れにつながります。それは感情の乱れにつながっていきます。

心身の疲れによってより神経が過敏になります。元気なときなら気にならずスルーできていたことが気にかかったり、簡単に処理できていた作業が、恐ろしく手間取ったりします。ちなみに徹夜明けの脳は、泥酔時と同じ覚せいレベルになります。長時間働けば成果が出るというものではありません。

私は年に何回か、仕事から完全に離れて休むようにしています。とくにインドが好きで、思い切って何週間も休みを取って日本を離れます。その間は、できる限り日常生活を忘れるために、パソコンなど仕事に関連したものは一切持たずに行ったりします。

仕事を忘れるという意味もありますが、都会の殺伐とした空気に汚れた心身を洗い流すという意味も大きくなります。大都会での生活で、知らないうちに私たちはさまざまなノイズや汚れにまみれているのです。感情が乱れやすい状況につねにさらされている。そこから逃れ、まとわりついた汚れを落とす、つまり、デトックスするのです。

デジタルデトックスも大事です。なかには旅行先でスマホで、ゲームをしたり、

SNSで時間を潰している人がいますが、私には考えられません。日常の雑音を遠ざけてリフレッシュするためには、デジタルデトックスは、今や不可欠と言っていいでしょう。

ちなみに、知り合いの女性などは、パソコンを待たないどころか、スマホさえつながらない状態でしばらく旅に出たりしています。「申し訳ないですが、この間は連絡が取れません」というメールがきますが、実際、しばらくそのような状態でも、仕事に致命的な支障はないそうです。

人間の集中力や注意力、創造力というのは決して無尽蔵ではありません。使えば電池のように減っていくのです。減ったら充電しなければなりません。

仕事ができるビジネスエグゼクティブほど、休みを取るのが上手だというのは本当です。彼らは多忙であるにもかかわらず、驚くほど休みをしっかり取ります。ポイントは、まず最初にバカンスや旅行など、まとまった休日を真っ先に予定してしまうこと。年に何回か、休みを先に予定に入れ、その後に仕事の予定を入れるのです。

余った時間を休むという考えでは、いつまでたっても時間が取れない。それをよく知っているからこそ、先に休暇の時間を確保し、それに合わせて仕事をこなすようにするのが彼らのパターンです。それによって時間の使い方、仕事の仕方も、より合理的で無駄のないものに進化していくのです。

Tips4 朝のゴールデンタイムを有効に使う

前向きな気分になるために、朝の時間は非常に重要です。とくに朝日を浴びるということが、心身に大きなエネルギーを与えてくれます。

朝日を浴びることで、夜になると脳内ホルモンであるメラトニンが分泌されることが分かっています。メラトニンは自律神経を整える作用があり、これが分泌されることで夜の寝つきがよくなり、それによって朝の目覚めもスッキリよくなるのです。

睡眠の質が上がり、生活が規則正しくなれば、体のあらゆる調子が整います。逆に、これが崩れると、交感神経と副交感神経のバランスが崩れ、自律神経が乱れます。すると、不眠症になって朝の目覚めが悪く、体が重く気分も鬱々《うつうつ》と落ち込んでしまいます。

都会生活は、このバランスを崩す要素で満ちています。ストレスの多い仕事や日常生活。夜遅くまでネオンがきらめき、インターネットは24時間つながります。少し気を許すとすぐに生活が乱れ、気がつくと自律神経のバランスを崩して、疲れが雪だるま式にたまっていくのです。

そうならないためにも、朝の時間を有効活用することが、とても大事です。最近は朝活などという言葉も一般的になって、朝早くから活動する人が増えていますが、それもこの流れの一つだと言えるでしょう。

朝起きてスッキリした頭で、ベッドの中で心を落ち着けていると、思わぬ発想や良い考えが浮かんできたりします。それをノートやメモに書きつける習慣をつけるだけでも、ずいぶんクリエイティブな時間になります。

朝日を体全体に浴びながら散歩するのもお勧めです。朝日がメラトニン分泌を促し、体を動かすことで体と頭を活性化し、起きぬけの副交感神経が優位な状態からスムーズに交感神経が優位な状態に切り替わります。

そして、朝食を取った後、朝活などで、勉強会や読書会に参加するのもいいでしょう。あるいは、空いた電車に乗り、会社に誰よりも先に出社して、電話も鳴らないオフィスで1日のデスクワークをこなしてしまうという手もあります。

このように、朝の時間を有効に活用することで、エネルギーを充電し、ストレスフリーで快適な1日を送ることが可能になります。

Tips5 自分の気分転換法を持つ

自分オリジナルのちょっとした気分転換の方法をいくつか持っておくのも、感情コントロールには有効です。私自身が実践しているものも含め、お勧めをいくつか紹介しましょう。

①パワーナップを取る

昼食後、20分から30分ほど仮眠を取ると、午後からの仕事がグッとはかどります。とくに、朝早起きをしてさまざまな活動をすでにこなしている人にとって、12時を過ぎて昼食を取った後は、ちょっと仮眠を取ることで、その後の時間が大きく変わってきます。

忙しい日本人は、昼寝を取る習慣が一般的ではありませんが、世界では昼寝が普通に生活に取り入れられています。スペインやスペイン語圏のシエスタは有名ですが、中国の南部や台湾でも昼寝をする人たちは多いですし、私の好きなインドでも、午睡はよく行われています。

欧米の企業では、昼寝を制度化しているところも多く、グーグルやナイキ、ブリティッシュ・エアウェイズなど有名企業が取り入れているようです。米国海兵隊でも、パトロール前の20分から30分の睡眠を取る「パワーナップ」と呼ばれる仮眠を実践しているとか。

日本でも、パワーナップや昼寝制度を取り入れる企業が増えているようですが、短時間の仮眠は疲れを取り、その後の生産性を上げるのに非常に効果的であることが知られています。

②ストレッチをする

どうしても机仕事が多くなると、体が固まってしまいます。体を伸ばし筋肉をほぐすことが感情コントロールに有効です。

体はそのまま心や頭とつながっています。体が硬いと心も思考も堅くなってしまう。とくにデスクワークが中心の人は朝、昼、夕方とストレッチを行って、体と心をほぐしてやりましょう。

③アロマで気分転換する

私はアロマを使って、気分転換をします。香りは人の気分を大きく変えるパワーを持っています。上手に活用することで、ストレスや心配、感情の乱れを抑えることができます。

私自身、アロマのコンサルタントの資格も持っていますが、何と言ってもリラックスしたいときはラベンダーです。元気を出したいときは、オレンジなどの柑橘系がいいでしょう。怒りをクールダウンしたいなら、ローズです。

ディフューザーなどを使う場合もありますし、ティッシュに少し染み込ませて、寝る前にちょっと嗅いでもいいでしょう。イライラしたらローズウォーターをシュッと顔に吹きかけるだけで気分が落ち着きます。とくに私の場合は、目が熱くなるので、ローズウォーターを瞼《まぶた》に吹きつけ冷やします。

④マッサージに行く

マッサージやエステに通うのも、リフレッシュしたいときに有効な方法です。先ほどのストレッチもそうですが、硬くなった筋肉をほぐすだけで気分もいいし、心が柔らかくなります。

ストレッチは自分でやりますが、マッサージやエステは、人の手を借りてやるところがポイントです。人の手でさわられる、人肌に触れるというのが、感情を落ち着かせる一番のポイントなのです。

その点で親しい人にハグしてもらうというのも、効果的な癒やしになるでしょう。人と触れ合うことが大きいのです。

⑤好きな音楽を聴く

音楽もリラックス効果としては、非常に重要なツールになります。私自身はエンヤのような心が落ち着く音楽を聴いたりします。他にも、ヒーリングミュージックを聴きます。クラシックならモーツァルトが好きです。民族音楽でも、インドの「ガンダルヴァヴェーダ」という音楽は、心が鎮まるのでお気に入りです。

自分の心が落ち着く好きな音楽であれば、何でもいいと思います。要は心を鎮めるならこの音楽、気分を高揚させるならこの音楽というように、自分の定番を持っていることです。

⑥掃除をする

意外に気分転換になるのが掃除です。ちょっと時間が空いたときにでも、手をつけていなかった部分を整理し、不要なものを捨てて掃除をする。身のまわりがスッキリすると気分も一気に爽快になります。

⑦自分のお気に入りスポットを持つ

心がクサクサしたとき、感情が乱れたときにフラリと立ち寄れるお気に入りスポットを持つと役に立ちます。スポットはどこでもかまいません。近くの神社でも、公園でもいい。もし近くにあるなら、ちょっと車を飛ばして行ける日帰り温泉地などもいいでしょう。

会社の帰りに、ちょっと一杯飲めるようなスナックや居酒屋を利用する人もいます。話を聞いてくれるマスターやママがいる飲み屋なども、気分転換にいいかもしれません。

カラオケ好きの人なら、カラオケボックスでもいいでしょう。最近は1人カラオケもたくさんできているので、歌ってストレス発散なんてこともいいですね。

自然や風景が好きな人は、お気に入りの場所を決めておいて、気分転換にその場所を定期的に訪れるというのもありでしょう。海や山が近くにある人はその点、有利です。

そういった自分なりの気分転換スポットをいくつか持っておくことも、感情コントロールの役に立つでしょう。

Tips6 瞑想という「静かな時間」を毎日持つ

マッキンゼー時代、仕事が思うようにいかず、心身ともに疲弊し切っていた上司が「あること」をして別人のように立ち直ったということがありました。その「あること」が「瞑想」です。それから私も世界のエグゼクティブが学ぶTM瞑想（超越瞑想）を20年以上実践してきました。

昨今話題のマインドフルネスを実践している人もいると思います。一口に瞑想といってもさまざまな手法がありますが、毎日の生活の中に「静かな時間」をもつことが重要です。たとえば私は、朝・夕の20分間静かに瞑想して、自分の内側にもぐる時間をつくることを習慣にしています。

音楽やテレビなどをオフにして目を閉じ、静寂さを味わってみるだけでもよいでしょう。公園などの木々の近くで静かに座り自然を感じてみたり、朝起きたら、外の静かな場所で太陽の光を浴びながら深呼吸を数分してみるのでも心が落ち着きます。

「歩く瞑想」、散歩もおすすめです。何も意識しないでただ歩き、自然や太陽を感じてみる。水泳やランニングに没頭するのも、瞑想に似た効果が期待できます。

自分なりの「静かな時間」を持つと、感覚が鋭敏になり、心に静けさが広がり、揺るぎない落ち着きを感じる方もいると思います。

Tips7 人にイライラしたときは「ポジションチェンジ」してみる

どんなに冷静でいようと思っても、人間ですからイライラや怒りはつきものです。部下や上司など、身近な人にイライラしてしまったときは、相手になりきったつもりで、相手の気持ちになっていろいろ考えてみましょう。

コーチングなどでよくやるのが「ポジションチェンジ」という方法です。実際に相手になりきって、1人2役で会話をするのです。すると、それまで気がつかなかった相手の気持ちや考え方が、わかるようになります。

これと同じ原理で、あえて腹が立った相手になりきって、あなたと相手役の1人2役でいろいろ会話をしてみましょう。

このとき、イスを自分用と相手用の2脚用意して、交互にイスに座って、場所を変えて会話をするのがポイントです。

あなた「なぜ、あのとき、あなたはあんな言動を取ったのですか?」

相手「それはキミが私の言うことを少しも理解していないと感じたからだよ」
あなた「なぜ、そう感じたのですか?」
相手「だって、私が言った改善提案をキミは少しも実行しようとしていないじゃないか」
あなた「そんなつもりはありませんよ。実際、試してみたのですが、うまくいかなかったのでやめたのです」
相手「それならそれで報告してくれればよかったじゃないか。また別の方法も提案できたはずなのに……」

こうして会話をしてみると、あなたがしっかり報告さえしていれば、上司も必要以上に怒らなかったかもしれないという気づきがあるでしょう。また、怒っている上司に対してイライラしていた自分の気持ちも、だいぶ収まるのではないでしょうか。イライラしたり、怒ったときこそ、その相手になりきって1人2役で会話をしてみるのがお勧めです。

Tips8 丁寧な受け答えをする

言葉が人の行動をつくります。言葉を大切にする人は人も大切にする。他人を大切にする人は他人からも大切にされる。すべては鏡の論理です。自分の思考や行動がそのまま跳ね返ってくるのです。

それが仏教で言う「因果応報」であり、キリスト教で言うところの「まいた種は自ら刈り取る」という言葉なのです。

できるだけきれいな言葉を使いましょう。私の知っている人で、部下に対しても「さん」づけで呼んでいる人がいます。ふだんから丁寧な言葉を使い、相手を尊重している人であれば、パワハラなどしないでしょう。

言葉が人の行動をつくるということがあるのです。

Tips9 体に良いものを食べる

現代社会は食べ物も豊富になったのですが、同時に体に悪い食べ物、さらに言えば感情にもよくない影響を与える食べ物が、たくさんあふれています。

典型的なのが、ファストフード、ジャンクフードと呼ばれる食べ物です。糖分や脂肪分が多く、メタボになりやすい。

また、食品添加物など体に有害な物質も多く、これらを食べ続けると、心身にさまざまな影響が出てくると言われています。

たとえば、清涼飲料水などは糖分が多く、吸収も早いため、血糖値が急激に上昇します。するとインスリンが分泌されて血糖値を急激に下げるわけですが、この急上昇・急降下の繰り返しが心身に大きなダメージを与えます。

インスリン分泌過多で、一時的に低血糖になってしまうと、精神的にキレやすくなることも報告されています。

不規則でジャンクな食生活は、体のバランスを壊し、感情的にも乱れやすい体質になると考えられています。

米国などのビジネスエグゼクティブは、食べ物に気を使っています。清涼飲料水などはもってのほか。ミネラルウォーターを飲み、オーガニックな食材を使った食事を取るように心がけている人がほとんどです。

食べる量も重要です。最近は食べすぎの傾向があります。腹八分目という言葉がありますが、**私自身は六分目くらいがちょうどいい感じ**です。インドの伝承医学であるアーユルヴェーダでは、現代の1回分の食事で、1日の量はちょうどいいそうです。現代は慢性過食状態だと言えます。

ジャンクな食事や過食に気をつける一方で、ストレスがたまったら、時には思い切って自分の好きな食事を取るというのも、ストレス発散としてあっていいでしょう。つねにストイックな食事ばかりでは人生、味気ない。食べる喜びというのもあるわけで、要はそのバランスが大事だと思います。

Point

ポジティブ思考は、
小さな習慣の積み重ねから生まれる

Part6
24
突然、感情を乱されたときの対処法

8つのTipsを活用して感情コントロールを心がけていても、ついイライラしたり、怒ったり、感情的になってしまう瞬間があります。そんなとき、その場で気分を変える方法を紹介しましょう。

対処法1 6秒間、深呼吸をする

アンガーマネジメントでは、怒りのピークが続くのは、せいぜい6秒だと言われています。

この6秒をどうやり過ごすかが、怒りなどの感情をコントロールするポイントだと言えます。怒りが湧いてきたら「怒りが湧いてきたな」と、まずは客観的に認識するようにしましょう。

このときに有効なのが、深呼吸です。深呼吸すると、リラックスを促す副交感神経が活性化します。これによって、怒りを抑えることができます。

怒りがムクムクと湧いてきたら、鼻から大きく息を吸い込みます。そしていったん呼吸を止め、そのまま2〜3秒止めます。そしてゆっくり口から吐き出します。吐き出すのは6秒から8秒くらいかけましょう。これを2〜3回繰り返すのです。するすると、驚くほど感情が落ち着くのが分かるでしょう。たいていの怒りは、これで大丈夫です。

対処法2　その場から離れる

その場から離れることができるのであれば、できるだけ離れてしまいましょう。「ちょっとトイレに行ってきます」「ちょっと連絡が入ったので」と理由を適当につけて、怒りの相手のそばから離れて距離を置くのです。

強い怒りの場合は、相手の顔を見ているだけで感情的になってしまいます。とにかくその場から逃れたほうが無難です。場が変わると、それだけで人間は冷静になることができます。

しばらくして冷静になったら、何事もなかったように戻って、話を続ければいいのです。

対処法3　目の力を抜く

怒りは表情に如実に表れます。顔が険しくなり、目が鋭くなります。表情を意図的に変えることで、感情を変えることが可能です。

まず怒りのサインは、目つきに出ます。目の周辺の筋肉が硬直し、目が大きく見開かれて、つり上がります。

そこで意識的に、目の周辺の筋肉を緩めてやりましょう。**少し目を細めて目尻を下げ、笑っている感じで緩めてあげる**のです。それだけでも怒りの感情は、ずいぶん弱まります。

より効果的に行うには、目（瞼）に力を入れてギューッとつぶってから、フッと力を抜きます。

これは全身に関しても同じで、ただ緩めるより、いったん力を入れてから抜くほうが効果的なのです。

さらに前にも触れた口元の形です。怒りやイライラが起きると、口元にもグッと力が入り、への字に結ばれているはずです。

口元の力を緩め、口角をキュッと上げてみてください。顔全体の力がスーッと抜けていく感じがしませんか？　それと同時にフツフツと沸き立っていた怒りも、スーッと鎮まっていくはずです。

対処法4　体全体の力を抜く「ユルフリメソッド」を行う

怒りは表情だけでなく、体全体を緊張させます。アドレナリンが分泌され、交感神経が優位になり、攻撃的な態勢に入っているのです。これも意図的に緩めてやらなければいけません。

そこでお勧めなのが「ユルフリメソッド」です。**これは手足の力を抜き、海の中で海藻が漂っているように、ゆるゆると振るのです。これを3分から5分行いましょう。**全身の力が抜けるとともに、怒りのエネルギーもどこかに消えてなくなっていきます。

対処法5　感情を紙に書き出す

手元に紙やペンがあったら、そのときの感情を書き出してみましょう。Part4のクリアリング・ノートでもやりましたが、まず自分の気持ちを紙に書くことで客観視することができます。

本当に激しい怒りのときは、多少汚い言葉でもOKです。ただし、その際は前にもお話ししたように、その紙をいつまでも持っていてはいけません。できるだけすぐにシュレッダーにかける、燃やせる場所があれば、火をつけて燃やしてしまうなど、昇華させる儀式を行うとよいでしょう。

瞬間的な激情が通り過ぎたら、今度はしっかり自分の気持ちを分析してみましょ

う。なぜ、その怒りが湧いたのか？　怒りの背後にある隠された理由はないか？　思いつくままに書き出してみるだけで感情は整理されていくはずです。

対処法6　好きな写真やモノを見る

怒りが湧いたときの気分転換になるグッズを、いつも携帯しておきましょう。気分が和むもので、すぐに取り出して利用できるものなら、何でも構いません。家族や子どもの写真でも、大好きな風景の写真でもいいでしょう。ムシャクシャしたらパッと取り出して、それを眺めるのです。

きれいなもの、心落ち着くものなら何でもＯＫ。それから音楽がすぐに聴ける状況なら、イヤホンで好きな音楽を聴くというのも手です。

Point
感情が乱されたときのために
自分を落ち着かせる対処法を持っておく

Part6
25
“自分”を生かして、最高に効率のいい働き方をする

本書では、最高に効率のいい働き方を実践するための感情コントロールの大切さや、その意義、具体的な方法を解説してきました。あらためてそのポイントをまとめるならば、**感情コントロールは感情を殺すのではなく生かす方法論**だということです。

感情は人間の自然な情動です。

感情があるからこそ、私たちは人生を楽しむことができるし、その深い意味や陰影を味わうことができるのです。感情のない人間ほどみじめでつまらない存在はありません。

喜びや楽しさなど、プラスの感情はそのまま素直に表現しながら、マイナスのネガティブ感情は否定したり抑圧するのではなく、その存在を認識し、受け入れる。

むしろネガティブな感情こそが自分自身の隠れた意識や本質を表している場合が多いもの。本当の自分を知るきっかけになるのです。

だからこそ、どんな感情も受け止めることが必要です。

それを認め、感じ切り、その意味を理解したら、今度はそれをいつまでも抱え込まずにリリースすること。そうやって感情といい距離感で向き合うことができれば、きっと誰もが生き生きと前向きで魅力的な人物に変わっていくでしょう。

■感情をコントロールできると仕事の景色が一変する

感情をコントロールすることができるようになると、大きな自信を持つことができると思います。なぜなら、マイナスの部分も含めて、ありのままの自己を受け入れることができるからです。

感情コントロールと自己肯定感は表裏の関係だと言えます。

感情コントロールができるようになれば、自己肯定感は高まる。自己肯定感が高まれば、感情コントロールもうまくいく。両者が噛み合って、スパイラル状に高まっていく。そうなれば仕事もよりスムーズに進むようになっていくのです。

こういう人物の特徴は、いつでもどこでも自然体だということ。肩に力が入ったり、無理している感じがしないのです。

自然体で、自分を必要以上に大きく見せようとすることなく、活力とやる気に満ちている――。こんな人物を周りが放っておくわけがありません。同じようなやる気のある明るい人たちが、自然に集まってきます。

こうなるともはや最強レベルです。

どんなに仕事が大変でも、どんなに困難が横たわっていても、道が開けていく。協力者が次々に現れ、あちこちから力を与えられるのです。

しかも、こういう人物は、天狗になりません。自分の成功は、すべて周りの人の協力のおかげだということを、よく知っているのです。

このような最強レベルの人は、雲の上のような人物なのでしょうか？　私は決してそうは思いません。ものすごく特別な能力というより、自分や自分の感情を大切にし、他人や他人の感情を大切にする。ある意味、普通の感覚を大切にしている人と言えるでしょう。

読者のみなさんも、ぜひ自分を大切にし、自分の感情と誠実に向き合ってみてください。

そして同じように他者や他者の感情とも、大切に向き合ってみてください。そうすれば、もっと自分を認められ、好きになり、他者をもっと受け入れ、好きになることができるようになります。

自分の感情をコントロールし、活用することで、関係の質が高まり、仕事も人生も自然にうまく回転していくようになる――。それこそが最高に効率のいい働き方なのです。

Point

自分の感情と誠実に向き合うことで人間関係の質が高まり、仕事もうまく回り出す!

おわりに
――最高に効率のいい働き方とは、自分を上手に生かすことである

本書では、最高に効率のいい働き方を実現するための、感情コントロールを通じたさまざまな具体的メソッドを解説してきました。あらためてそのポイントをまとめるならば、効率のいい働き方とは、自分の感情を上手に味方につけて、それを仕事に生かすことだと言えます。

では、感情を味方にできる人とは、どういう人でしょうか？　私の知っている優秀なビジネスエグゼクティブの1人は、自分の直感や感情をとても大事にしています。「ごめん、今日はなんだか気分が乗らないから、もう仕事はやめてジムに行くよ」「何だか無性に音楽が聴きたくなったから、昨日の夜、急きょコンサートに行ったんだ」……。一見、場当たり的で勝手に見える彼の行動。ですが、彼の仕事は誰より的確で、しかも早い。

自分の感情に素直に向き合うことで、感情や感覚が研ぎ澄まされる。普段から自

分の気持ち、感情を大切にしているからこそ、そのシグナルをキャッチすることができるのです。

本当に仕事ができるビジネスパーソンほど、ロジカルシンキングだけでなく、このような直感、インスピレーションを味方につけています。それに従うことで、結果として、仕事でもプライベートでも良いパフォーマンスを上げている。つまり、最高に効率のいい毎日を送れているのです。

感情を味方につけるメリットのもう一つは「透明感」です。喜怒哀楽を素直に表現できる人は、傍から見ていても分かりやすい。その「透明感」が安心感を与えます。

この透明感の有無も、仕事ができる人の特徴です。何より信用や信頼を得やすい。友達や支持者が多く、敵が少ないので、仕事がスムーズに進みます。失敗したりピンチになったりしても、なぜか助け船を出してくれる人がいて、乗り越えてしまうのです。

本書では、効率のいい働き方を実現するための一番の基本である、感情を上手にコントロールする方法を紹介しました。

生き生きとした感情を味方につけるには、逆説的ですがロジカル（論理的）な問題解決の手法がとても有効です。ロジカルな手法であるからこそ、その方法を知れば、誰もが身につけることができます。論理と感情を味方につけることで、最高に効率のいい働き方を手に入れられるのです。

本書を通じて、仕事の効率や成果だけでなく、やりがいや充実、ゆとりや時間……を手に入れ、人生を豊かに楽しく生きる人が一人でも増えるとしたら、私にとってこの上ない喜びです。

大嶋祥誉

＊本書は２０１８年に小社より四六判で出版された『マッキンゼーで学んだ　感情コントロールの技術』を、最新情報を加えて再編集し、改題したものです。

青春文庫

マッキンゼーで学《まな》んだ
最高《さいこう》に効率《こうりつ》のいい働《はたら》き方《かた》

2023年1月20日　第1刷

著　　者　大《おお》嶋《しま》祥《さち》誉《よ》

発 行 者　小澤源太郎

責任編集　株式会社プライム涌光

発 行 所　株式会社青春出版社

〒162-0056　東京都新宿区若松町12-1
電話 03-3203-2850（編集部）
03-3207-1916（営業部）
振替番号　00190-7-98602

印刷／中央精版印刷
製本／フォーネット社
ISBN 978-4-413-29819-3

1分後、誰かに話したくなる47の「寓話」

話題の達人倶楽部［編］

〝いい話〟には、明日を変える力がある。泣ける話、ささる話、こわい話、不思議な話…仕事・人間関係に効く、珠玉のストーリー集

(SE-815)

世界地図でわかるすごい地形

おもしろ地理学会［編］

日本人が知らない世界の歩き方、教えます！山脈、大河、砂漠、海、湖から、気象、地質まで、世界のなりたちを解き明かす！

(SE-816)

通も知らない！鉄道の雑学事典

櫻田　純［監修］

車両に書かれている「クモハ」「モハ」はどんな意味？　電車の混雑率はどうやって計っているの？……つい誰かに話したくなる！

(SE-817)

仮説の日本史

定説では解けない謎の真相に迫る！

歴史の謎研究会［編］

そのとき、本当は、何が起きたんだろう？失われた〝パーツ〟から読み解く、新しい日本史の見取り図

(SE-818)